神経発達症／発達障害のサインと判定法

適切な支援につなげるために

橋本圭司
青木瑛佳

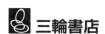
三輪書店

はじめに

　「発達障害」の概念は時代とともに変化しており，国内では主に重度の知的障害や肢体不自由を合併した重症心身障害児を指して用いられた時期もあった．しかし近年の「発達障害」は，「神経発達症」と呼び方が変わり，世界的動向にならって，

- 自閉スペクトラム症／自閉症スペクトラム障害 (autism spectrum disorder：ASD，特徴：コミュニケーションが苦手，こだわりが強い)，
- 注意欠如・多動症／注意欠如・多動性障害 (attention-deficit／hyperactivity disorder：ADHD，特徴：不注意，落ち着きがない)，
- 限局性学習症／限局性学習障害 (specific learning disorder：SLD，特徴：読み書きが苦手，かつ／または計算が苦手)，
- 発達性協調運動症／発達性協調運動障害 (developmental coordination disorder：DCD，特徴：不器用，運動が苦手)，

など，知的障害から独立した高次脳機能障害や運動機能障害へとシフトした．

　そして，これらは，「障害」と「正常」の区切りがあいまいであり，「スペクトラム」という言葉に象徴されるように，「傾向」や「特性」として理解する柔軟性が求められている．

　また，それらは別々に存在するわけではなく，多くの場合，重複している．したがって，小さい頃はASDの特徴が目立っていた子が，年齢を重ねるとともにADHDの要素が主体となり，高学年になると，学習の問題 (SLD) に変わったりもすることになる．

　年齢とともに，または環境の変化に伴い，刻々と変化する人間の認知・運動特性について，支援者は何を評価し，どのように支援を組み立てたらよいのか．本書では，神経発達症のサインと判定法について，筆者なりにできるだけ平易な言葉を用いて論じるように心がけた．また，米国で学校心理学・発達心理学を学んだ青木瑛佳氏に編集および執筆者として加わっていただいた．青木氏のご協力のおかげで，より世界的な視点からみたわが国の神経発達症支援の実状を考えるきっかけとなったと感じている．

　本書が，神経発達症をもつ子どもと大人の支援にかかわるすべての人たちにとって，支援する相手，そして自分自身の発達特性の理解と気づきの一助となることを，切に願っている．

2019年9月

橋本圭司

目次

はじめに　iii

第1章 神経発達症の概念 … 1
神経発達症とは … 2
発達障害者支援法における「発達障害」 … 5
「発達障害」概念の変遷 … 6

第2章 ハイリスク児 … 9
発達のリスク要因 … 10
胎児期のリスク要因／周産期のリスク要因
ハイリスク児と代表的な神経発達症 … 12
自閉スペクトラム症（ASD）のリスク要因／
注意欠如・多動症（ADHD）のリスク要因／限局性学習症（SLD）のリスク要因
「ハイリスク児」概念の乳幼児健診での利用 … 14
ハイリスク児への早期介入とその後の発達に与える影響 … 15
ミニマル・ハンドリングとNIDCAP／ポジショニング／その他の介入

第3章 乳幼児期の神経発達症のサイン … 19
乳幼児期の運動発達 … 20
粗大運動の発達の目安／微細運動の発達の目安／協調運動の発達の目安
乳幼児期の運動面における神経発達症のサイン … 25
歩行開始時期の遅れと特異的な歩容／外反扁平足／つま先歩き／
その他の運動機能障害
乳幼児期の発達の評価ツール … 28
粗大運動・微細運動の評価ツール／神経運動発達の評価ツール／
発達全体の確認ツール

第4章 発達検査・知能検査 35

発達検査・知能検査の使用状況 36

発達・知能の定義 37
発達の定義／知能の定義

さまざまな発達検査・知能検査 38
新版K式発達検査2001／田中ビネー知能検査Ⅴ／ウェクスラー式知能検査／KABC-Ⅱ

第5章 各神経発達症のサインと判定法 53

知的能力障害（ID）のサインと判定法 54
IDの診断基準と特徴の現れ方／IDの判定

自閉スペクトラム症（ASD）のサインと判定法 60
ASDの診断基準と年齢別の特徴の現れ方／ASDと発達傾向／ASDの強み／ASDの判定方法

注意欠如・多動症（ADHD）のサインと判定法 76
ADHDの診断基準／ADHDと発達傾向／ADHDの強み／ADHDの判定方法

限局性学習症（SLD）のサインと判定法 94
SLDの診断基準／SLDの米国における判定基準の推移／SLDの米国における判定方法／SLDの日本における判定方法

発達性協調運動症（DCD）のサインと判定法 105
DCDの診断基準と特徴の現れ方／DCDの年齢別特徴／DCDの判定方法

第6章 神経発達症のアセスメントとモニタリング……111

基礎情報の問診……112

困難さチェックリストの実施……112

発達および認知プロフィールの確認……116
　発達検査・知能検査の選択

詳細検査……117

発達特性のモニタリング……117
　MSPA

福祉制度の利用……119

神経発達症を診断するうえでの留意点……120

コラム
　神経発達症の米国の学校における分類……8
　発達検査・知能検査中の行動観察……52
　リハビリテーションの考え方……110

本書で使用されている主な略語　122
索引　125
執筆者紹介　129

イラストレーション：ニシハマ　カオリ
編集協力：ボンソワール書房

第1章

神経発達症の概念

本章のPoint

- DSM-5より，従来の「発達障害」は「神経発達症」に再編された．
- 「発達障害」は，発達早期からの脳機能不全による発達の障害であり，現在では，知的能力障害から独立した，運動機能障害を含む高次脳機能障害と考えて理解する必要がある．
- 発達障害者支援法における「発達障害」は，神経発達症から知的能力障害（ID）を除いた概念である．

神経発達症とは

　米国精神医学会(American Psychiatric Association：APA)が2013年に改訂したDSM-5(Diagnostic and Statistical Manual of Mental Disorders, Fifth Edition)では、従来の発達障害(developmental disorders)は"neurodevelopmental disorders"に変わったが、その日本語訳としてはさまざまな議論の末に、「神経発達症」が採用されることになった[1]。

　神経発達症とは、知的能力障害(intellectual disability：ID)、自閉スペクトラム症／自閉症スペクトラム障害(autism spectrum disorder：ASD)、注意欠如・多動症／注意欠如・多動性障害(attention-deficit／hyperactivity disorder：ADHD)、限局性学習症／限局性学

表1 DSM-5とICD-11における神経発達症の分類

従来の呼称	DSM-5　神経発達症群*	ICD-11　神経発達症群*
精神遅滞、精神発達遅滞、知的障害など	Intellectual disability(知的能力障害) Intellectual developmental disorder(知的発達症／知的発達障害)	Disorders of intellectual development(知的発達症)
広汎性発達障害(自閉症、自閉性障害、アスペルガー症候群、アスペルガー障害、特定不能の広汎性発達障害などを含む)	Autism spectrum disorder(自閉スペクトラム症／自閉症スペクトラム障害)	Autism spectrum disorder(自閉スペクトラム症)
注意欠陥障害(ADD)、注意欠陥多動性障害(ADHD)、多動性障害(HD)など	Attention-deficit／hyperactivity disorder(注意欠如・多動症／注意欠如・多動性障害)	Attention deficit hyperactivity disorder(注意欠如・多動症)
学習障害(LD)など	Specific learning disorder(限局性学習症／限局性学習障害)	Developmental learning disorder(発達性学習症)
コミュニケーション障害など	Communication disorder(コミュニケーション症群／コミュニケーション障害群)	Developmental speech or language disorder(発達性発話または言語症群)
発達性協調運動障害など	Developmental coordination disorder(発達性協調運動症／発達性協調運動障害)	Developmental motor coordination disorder(発達性協調運動症)

*括弧内は日本精神神経学会によって提示された診断名の翻訳案
〔今村　明、金替伸治、山本直毅、他：神経発達症(発達障害)とは.最新醫学73(10)：22-28, 2018. を改変して引用〕

習障害(specific learning disorder：SLD)などを含む，発達早期からさまざまな形態でみられる脳機能不全による発達の障害のことであるが，症状がはっきりと現れる時期が遅れるケースもある[2]．

2018年6月に発表された世界保健機関(WHO)の国際疾病分類第11回改訂版(International Classification of Diseases 11th Revision：ICD-11)では，神経発達症は，特定の知的・運動的・社会的機能の獲得や実行における顕著な困難さ(difficulty)を伴う，発達期に認められる行動や認知の不全(disorder)，と定義されている．

表2 神経発達症のDSM-5とDSM-IV-TRの用語の対応

DSM-5	DSM-IV-TR
神経発達症	通常，幼児期，小児期，または青年期に初めて診断される障害
自閉スペクトラム症／自閉症スペクトラム障害	広汎性発達障害 • 自閉性障害 • レット症候群 • 小児期崩壊性障害 • アスペルガー障害 • 特定不能の広汎性発達障害
注意欠如・多動症／注意欠如・多動性障害 • 混合して存在 • 不注意が優勢に存在 • 多動・衝動が優勢に存在 • 他の特定される注意欠如・多動症／注意欠如・多動性障害 • 特定不能の注意欠如・多動症／注意欠如・多動性障害	注意欠陥・多動性障害 • 注意欠陥／多動性障害 • 特定不能の注意欠陥／多動性障害 • 行為障害 • 反抗挑戦性障害 • 特定不能の破壊的行動障害
限局性学習症／限局性学習障害 • 読字の障害を伴う． • 書字表出の障害を伴う． • 算数の障害を伴う．	学習障害 • 読字障害 • 算数障害 • 書字表出障害 • 特定不能の学習障害
知的能力障害(知的発達症／知的発達障害) • 軽度 • 中等度 • 重度 • 最重度 • 全般的発達遅延 • 特定不能の知的能力障害(知的発達症／知的発達障害)	精神遅滞 • 軽度精神遅滞 • 中等度精神遅滞 • 重度精神遅滞 • 最重度精神遅滞 • 精神遅滞，重症度は特定不能

表2 続き

DSM-5	DSM-IV-TR
コミュニケーション症群／コミュニケーション障害群 • 言語症／言語障害 • 語音症／語音障害 • 小児発症流暢症（吃音）／小児発症流暢障害（吃音） • 社会的（語用論的）コミュニケーション症／社会的（語用論的）コミュニケーション障害 • 特定不能のコミュニケーション症群／コミュニケーション障害群	コミュニケーション障害 • 表出性言語障害 • 受容−表出混合性言語障害 • 音韻障害 • 吃音症 • 特定不能のコミュニケーション障害
運動症群／運動障害群 • 発達性協調運動症／発達性協調運動障害 • 常同運動症／常同運動障害 • トゥレット症／チック障害群 • 持続性（慢性）運動または音声チック症／持続性（慢性）運動または音声チック障害 • 暫定的チック症／暫定的チック障害 • 他の特定されるチック症／他の特定されるチック障害 • 特定不能のチック症／特定不能のチック障害	運動能力障害 • 発達性協調運動障害

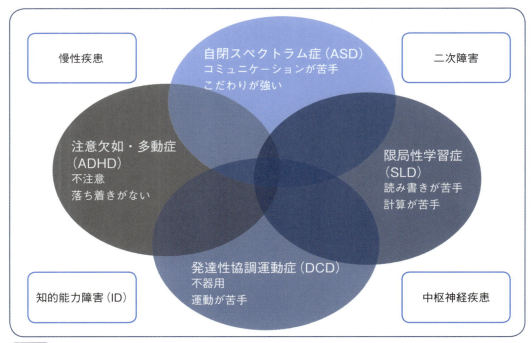

図1　神経発達症の概念

表1に，今村らの文献[2]によるDSM-5とICD-11での神経発達症の分類の対応を示す．また，DSM-5[3]とDSM-IV-TRの神経発達症に関する主な用語の対応を，表2にまとめた．

神経発達症は，単独で発症することは少なく，程度の差はあっても，多くの場合，複数重複して発症している．例えば，ASDの症状で神経発達症と診断されても，ADHD，SLDなどの診断基準にも合致することは珍しくない．また，ID，発達性協調運動症／発達性協調運動障害（developmental coordination disorder：DCD），チック障害などを併発していることもある．さらに，神経発達症以外の二次的な精神障害が併発していることもある．

一人一人の神経発達症児・者は，これらの障害を重ねて抱えており，単独の特性や疾患のみで特徴づけるのは難しいことも多い[4]ことに留意する必要がある．図1に神経発達症の概念を示す．

発達障害者支援法における「発達障害」

日本の法律における「発達障害」は，DSM-5の神経発達症から知的能力障害（ID）を除いた概念であり，2005年に施行された発達障害者支援法（平成16年12月10日法律第167号）において定義されている．

この法のなかで「発達障害」は，「自閉症，アスペルガー症候群その他の広汎性発達障害，学習障害，注意欠陥多動性障害その他これに類する脳機能の障害であってその症状が通常低年齢において発現するもの」と定義されている．また，「発達障害者」は，「発達障害がある者であって日常生活又は社会生活に制限を受ける者」，「発達障害児」は，「発達障害者のうち18歳未満の者」と定義されている．

発達障害者支援法は，ICD-10のFコード（精神および行動の障害）を使用することで，発達障害のみならず，より広範囲の障害を対象としている．法の対象となっている障害は，「脳機能の障害であってその症状が通常低年齢において発現するもののうち，ICD-10（疾病及び関連保健問題の国際統計分類）における『心理的発達の障害（F80-F89）』及び『小児＜児童＞期及び青年期に通常発症する行動及び情緒の障害（F90-F98）』に含まれる障害」である．さらに，「てんかんなどの中枢神経系の疾患，脳外傷や脳血管障害の後遺症が，上記の障害を伴うものである場合」も法の対象内である（平成17年4月1日付け 17文科初第16号 厚生労働省発障第0401008号 文部科学事務次官・厚生労働事務次官通知）．

ICD-10は，疾病を中心につくられた診断分類であり，発達上の課題が中心にある障害，すなわち英語のdevelopmental disorderは，ICD-10のF7～9に含まれている．なお，F7（知的障害＜精神遅滞＞）は精神遅滞（mental retardation：MR），F8（心理的発達の障害）は広汎性発達障害（pervasive developmental disorder：PDD），および学習能力の特異的発達障害（specific developmental disorders of scholastic skills：SDD）が中心となっている．F9（小児＜児童＞期及び青年期に通常発症する行動及び情緒の障害）は多動性障害（hyperkinetic disorder：HD，DSMではADHD），行為障害，チック障害，選択的緘黙などを含む広い概念となっている．

発達障害者支援法は，これらF7～9の発達障害のうち，知的障害者福祉法の対象となるF7を除いたF8とF9を広く対象としており，対象者の利益を考えて，必要条件を中心につくられている[4]．

「発達障害」概念の変遷

　「発達障害」の概念は，時代とともに変化している．日本国内では，主に重度の知的障害や肢体不自由を合併した重症心身障害児を指して用いられた時期もあり，その定義には歴史的変遷の跡がみられる[5]．

　また，表3に示すように，米国精神医学会が作成するDSMに掲載された臨床単位も，5回の改定を経て，その数だけでなく対象範囲も増した．

　日本でも近年，「発達障害」は世界的動向にならって，自閉症スペクトラム症／自閉症スペクトラム障害（ASD，特徴：コミュニケーションが苦手，こだわりが強い），注意欠如・多動症／注意欠如・多動性障害（ADHD，特徴：不注意，落ち着きがない），限局性学習症／限局性学習障害（SLD，特徴：読み書きが苦手，かつ／または計算が苦手），発達性協調運動症／発達性協調運動障害（DCD，特徴：不器用，運動が苦手）など，知的障害から独立した，運動機能障害を含む高次脳機能障害へと概念がシフトした．

　わが国における発達障害の概念の変遷を，図2に示す．

表3　DSMの改訂に伴う「発達障害」概念の拡大

バージョン（発表年）	作成・改訂時に新たに掲載された臨床単位
DSM-I（1952）	精神遅滞，学習障害，会話の障害
DSM-II（1968）	小児期または青年期の多動反応，チック
DSM-III（1980）	広汎性発達障害（幼児自閉症，小児期発症のPDD，非定型PDD），注意欠陥障害，発達性言語障害，トゥレット障害，境界知能（Vコード）
DSM-III-R（1987） DSM-IV（1994）	運動能力障害，注意欠陥／多動性障害
DSM-IV-TR（2000）	アスペルガー障害，レット障害，小児期崩壊性障害
DSM-5（2013）	知的能力障害群，限局性学習症／限局性学習障害，運動症群／運動障害群，コミュニケーション症群／コミュニケーション障害群，注意欠如・多動症／注意欠如・多動性障害

〔神尾陽子：発達障害の概念・分類とその歴史的変遷．精神科治療学29（増）；10-13, 2014．を改変して引用〕

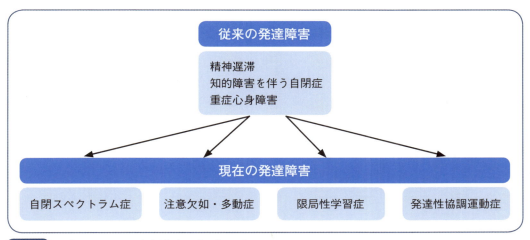

図2　日本における発達障害の概念の変遷

第1章に関する文献

1) 松本英夫：特集　自閉症スペクトラム症と注意欠如・多動症の臨床と病態理解　序論．最新醫学2018；73(10)：5-6.
2) 今村　明，金替伸治，山本直毅，他：神経発達症（発達障害）とは．最新醫学2018；73(10)：22-28.
3) 日本精神神経学会監修，高橋三郎，大野　裕監訳：DSM-5　精神疾患の分類と診断の手引．医学書院，2014.
4) 市川宏伸：国内外の現状と課題．宮尾益知・橋本圭司（編著）：発達障害のリハビリテーション；多職種アプローチの実際．医学書院，2017，p2-13.
5) 神尾陽子：発達障害の概念・分類とその歴史的変遷．精神科治療学2014；29(増)：10-13，2014.

COLUMN　神経発達症の米国の学校における分類

　神経発達症／発達障害の分類は，実は医学的観点だけで行われているものではない．米国の学校システムでは，障害者教育法（Individuals with Disabilities Education Act：IDEA）に基づき，障害がある学生に対して，個別の必要性に応じた教育を行うことが義務づけられており，この法律では，障害は以下の13のカテゴリーに分類されている．

- Deaf-blindness（視覚聴覚二重障害）
- Visual impairment（視覚障害）
- Deafness（高度～重度難聴：補聴器を用いても聴覚由来の学習が不可能）
- Hearing impairment（軽度～中度難聴：聴覚由来の学習は不可能ではないが，日常的に会話や音の聞き取りに支障がある）
- Orthopaedic impairment（肢体障害）
- Intellectual disability（知的能力障害）
- Specific learning disability（学習障害）
- Speech or language impairment（言語障害：吃音，構音障害，発音障害など）
- Autism（自閉症）
- Emotional disturbance（情緒障害：うつ病，恐怖症などの不安障害，強迫性障害，行為障害などが含まれることが多い）
- Multiple disabilities（重複障害：2種類以上の障害，ただし視覚聴覚二重障害がある場合は除く）
- Traumatic brain injury（外傷性脳損傷）
- Other health impairment（その他の健康問題：身体的慢性疾患が主だが，ADHDもこのカテゴリーに含まれることもある）

　これらのカテゴリーと，神経発達症の医学的分類との対応に関しては，知的能力障害と学習障害はそのまま対応しているが，他の場合は必ずしもそうでなかったりする．
　例えば，自閉スペクトラム障害の場合，こだわりが軽度であり知的障害を伴わない場合，学校生活ではコミュニケーション面のサポートのみが主になるので，Speech or language impairmentとして分類されていることもあるし，ADHDの場合，感情や行動のコントロールの難しさが最も顕著に学業に影響を与えている場合，Emotional disturbanceとして分類される場合もある．
　いずれにせよ，実際の支援を行う場合，カテゴリー名だけに捉われず，過去の検査記録や個別支援計画を熟読し，学生の強みや困難さを確認しておく必要がある．
　ちなみに，IDEAで規定された13のカテゴリーの障害があるとみなされなかった学生でも，身体的・精神的な状況が学校生活を制限しているとみなされた場合，セクション504（Section 504 of the Rehabilitation Act）と呼ばれる法律に基づいて，特別な支援を受けることが可能になっている．このような処置は，家族との離別・死別や災害などで一時的にストレスを抱えた学生や，骨折や怪我などで一時的に身体的に制限を抱えた学生をサポートする場合，また，学習障害の判定の最中（詳しくは5章参照）の学生に（判定前から）支援を開始したい場合，などに有効である．

第2章

ハイリスク児

本章のPoint

- ハイリスク児とは，周産期やそれ以前の生物学的・医学的・社会的要因によって，急性・慢性的な疾患，もしくは成長発達上の障害や遅れなどの予後不良が生じるリスクの高い新生児のことである．
- ハイリスク児の神経学的障害や発達障害の頻度は，一般児に比べて高率であることが報告されていて，ハイリスク児という概念を取り入れることは，わが国での発達スクリーニングの中心である乳幼児健診の効率を上げることにつながる可能性がある．
- 発達のリスク要因として，胎児期にはウイルス感染，薬剤の影響，母親のアルコール依存など，周産期には早産，低出生体重などがある．
- ハイリスク児に対して効果が認められる介入として，ミニマル・ハンドリング，NIDCAPなどのエビデンスが示されている．

ハイリスク児とは，周産期やそれ以前の生物学的，医学的あるいは社会的要因によって，急性あるいは慢性的な疾患，もしくは成長発達上の障害や遅れなどの予後不良が生じるリスクの高い新生児のことである．

　ハイリスク児はほとんどの場合，出生直後から治療やケアが必要であるため，新生児集中治療室（neonatal intensive care unit：NICU）に入院するが，周産期医療の進歩によって多くの児が，NICUを生存退院することが可能になってきた．新生児医療は生命予後の改善だけでなく，長期的予後にも眼を向けて進歩しているが，ハイリスク児の神経学的障害や発達障害の頻度は，一般児に比べて高率であることが報告されている．

　また，ハイリスク児の親は，脳性麻痺などの明らかな神経学的障害を合併している児の親はもちろん，そうでない児の親であっても，「体が小さい」「言葉が遅い」など，さまざまな問題について不安を抱えやすく，個々の症例に応じたフォローアップが望まれる[1]．

　本章ではまず，発達に対する胎児期，出生前後および周産期の代表的なリスク要因を挙げ，次に，具体的な神経発達症との関連を示した研究を紹介する．その後，「ハイリスク児」概念の乳幼児健診での活用に関して説明し，最後に，ハイリスク児への介入がその後の発達に与える影響に関して，脳性麻痺児への介入を例として解説する．

発達のリスク要因

胎児期のリスク要因

　発達に対するリスク要因は，胎児期から存在する[2]．受精後3か月は器官形成期で，胎芽期と呼ばれるが，この時期に発育を阻害する因子が加わると，奇形を伴う先天異常が発生する．この原因として，感染症，薬物および化学物質，放射線などが知られている．

　妊娠3か月を過ぎて胎児期となると，各器官の形成はほぼ完了し，たとえ発育を阻害する因子が加わっても，大奇形を生ずることはないが，子宮内発育遅滞（intra uterine growth retardation：IURG）が発生することがあり，出生後の発達にも影響を与える．

　胎児に影響を与える病原体にはサイトメガロウイルス，トキソプラズマ，リステリア，梅毒，結核などがある．また，母体が単純ヘルペスに罹患すると，新生児に先天性の全身性播種性感染を起こす．ポリオや麻疹もまた，先天性感染を起こす．

　その他のウイルス感染，例えばインフルエンザ，水痘，天然痘，牛痘，流行性耳下腺炎（ムンプス）の胎内感染では，流産するリスクが高まるが，たとえ無事に産まれてきても，インフルエンザウイルス感染によって奇形が，ムンプスウイルス感染によって心内膜線維弾性症が発生する疑いがもたれている．

　また，種々の薬剤など（例：サリドマイド，性ホルモン，副腎皮質ホルモン，抗けいれん薬，抗がん薬，抗凝固薬，向精神薬，麻薬，フェノバルビタール，アスピリン，有機水銀）も胎児に影響を与え，胎児の発育を障害する．

　さらに最近では，母親のアルコール依存，麻薬中毒，喫煙なども問題となっている[3]．

●●周産期のリスク要因

　出生時の代表的なリスク要因には，早産と低出生体重がある．出生体重と在胎週数の区分を表1に示す．特に，在胎28週未満の超早産児や出生体重1,500g未満の極低出生体重児では，脳性麻痺，視覚障害，知的障害などの神経学的障害の頻度は，一般児に比べて高率であることが報告されている[1, 4, 5]．

　例えば，脳性麻痺の研究によれば，低出生体重は脳性麻痺の発生率に影響を与え，体重が軽いほど増加する．増加率は，出生体重1,000g未満の超低出生体重児において顕著であり，1,000g以上の児と比較すると，発生頻度は約5.1～8.7倍となる[6]．

　そのほか，早産・低出生体重児では，重複障害，脳障害による二次的な知的障害，高次脳機能障害なども発生しやすい．低出生体重と神経発達症との関連は後述する．

　出産前後のリスク要因は，早産・低出生体重以外にも存在する．例えば，日本リハビリテーション医学会の脳性麻痺リハビリテーションガイドラインによると，脳性麻痺の危険因子の具体例として，表2に示す要因が挙げられている[6, 7]．

表1　出生体重と在胎週数の区分

区分	名称	特徴
出生体重	低出生体重児（low birth weight infant）	出生体重2,500g未満
	極低出生体重児（very low birth weight infant）	出生体重1,500g未満
	超低出生体重児（extremely low birth weight infant）	出生体重1,000g未満
在胎週数	正期産児（term infant）	在胎37週0日～41週6日まで
	早産児（preterm infant）	在胎22週0日～36週6日まで
	超早産児（extremely preterm infant）	在胎22週0日～27週6日まで

表2　脳性麻痺の危険因子

時期	因子
出生前	早産（36週未満），低出生体重（2,500g未満），子宮内感染，多胎，胎盤機能不全
周産期	新生児仮死（Apgar score低値），帝王切開，高・低血糖，脳室周囲白質軟化症（PVL），脳室内出血，脳出血
出生後	感染，けいれん，高ビリルビン血症

ハイリスク児と代表的な神経発達症

本章冒頭でも述べたように，ハイリスク児は神経発達症を抱える可能性が高い．本節では，出産前後のリスク要因と代表的な発達障害との関連が報告された先行研究を紹介する．

●● 自閉スペクトラム症（ASD）のリスク要因

出生前のリスク要因

まず，出生前のリスク要因に関して，両親の妊娠時年齢の高齢化は，ASDの発症リスクを高めることがいくつかの研究で報告されている[8]．妊娠中に母親が服用したバルプロ酸とASDの発症との因果関係も，容量依存性で明確となっている[9]．

また，ASDの発症リスクは，妊娠初期の喫煙，有機リン酸系農薬の曝露，多胎妊娠，先天的奇形，ABO/RH血液型不適合妊娠，高ビリルビン血症[10]，妊娠期の細菌・ウイルス感染症でも上昇する[11]．

出生時のリスク要因

出生時のASDリスク要因には，低出生体重，臍帯異常，胎児仮死，胎便吸引症候群，新生児貧血，低酸素症，分娩時出血，分娩損傷，夏季出産などがある[10]．

米国における2011年の調査報告[12]によると，出生体重2,000 g未満の児が20歳の時点で，ASD〔DSM-IV-TRでは広汎性発達障害（pervasive developmental disorder：PDD）〕と診断される確率は，一般の頻度が1％程度であるのに対して，その5倍に達するとされている[13]．

異なる病因論的メカニズムの存在

最近の研究では，ASDの出生前後におけるリスク要因は，児の全般的な発達の遅れの度合いによって異なることが示唆されている．

研究参加者が1,000人を超える大規模なコホート研究である「浜松母と子の出生コホート研究」では，出生2年間の発達の軌跡を用いて，児を5つの群に分け，それぞれの群でASDのリスク因子を調べている[14]．発達の遅れがある群（delayed群）は，「早産」「男児」「父の年齢」がASDのリスク因子であり，発達が顕著に遅れている群（markedly delayed群）は，「母の就学年数」「在胎週数に応じた体重および身長が10パーセンタイル未満である状態（small for gestational age）」「出生体重対胎盤重量比」がリスク因子であることがわかった．

これらの結果から，ASDには異なる病因論的メカニズムが存在することが考察されている．

●● 注意欠如・多動症（ADHD）のリスク要因

これまでADHDの原因究明に対して，多くの研究が行われている[15]．例えば，画像診断

を用いた研究では，ADHD患者の尾状核・前頭前部・脳梁・小脳に何らかの異常が指摘され，前頭前部－線条体神経回路の機能障害が示唆されている．神経伝達物質に焦点を当てた研究では，ドーパミントランスポーター（dopamine transporter：DAT）遺伝子が関与している可能性が検討されている．

　これらの病理モデルのなかで，近年特に注目されているのが，神経心理学的機能の異常に着目したモデルであるトリプルパスウェイモデル（triple pathway model）である．

トリプルパスウェイモデル

　トリプルパスウェイモデルでは，遂行機能障害，遅延報酬障害，時間処理障害の3つの障害が着目される．

　遂行機能には，①非言語性ワーキングメモリー，②言語性ワーキングメモリー，③感情・動機・覚醒の自己制御，④再構成，の4つの下位機能が含まれるが，ADHDでは，この遂行機能がうまく機能していないと考えられている．

　さらに，我慢すればより大きな報酬を手に入れることが約束されていても，その我慢ができないという報酬系の障害（遅延報酬障害）と，時間的不注意や段取りの悪さといった時間処理機能の障害（時間処理障害）があるといわれる．

　Sonuga-Barkeらは，ADHDはこの3つの障害が多様に重なりあって生じていると考え，トリプルパスウェイモデルを提唱したが[16]，その一方で，この3つの障害がまったく認められない事例が存在していることにも言及している．

出生前後のハイリスク要因：遺伝子変異と環境要因

　出生前後のADHDのハイリスク要因としては，多数の遺伝子が関連していると考えられている．

　Faraoneらは，20報の双生児研究のメタ解析から，ADHDの遺伝率（ADHDが遺伝子の違いで説明される割合）の平均の推定値を76％と報告した[17]．

　また，遺伝子だけでなく，胎内での鉛の曝露，あるいは出生児の低酸素状態などの環境因子も，ADHDの発症と関連することがわかっている[18]．

　特に，妊娠中の母親の喫煙とADHDとの関連は，多くの研究で指摘されている．例えば，7～18歳の双生児のいる5,007人の家族を対象に，それぞれの双生児のADHD症状，遺伝子多型，妊娠時の母親の喫煙歴を調査した研究では，DRD4（dopamine receptor D4：ドーパミン受容体D4）ならびにDAT（ドーパミントランスポーター）の遺伝子変異と妊娠中の喫煙曝露の組み合わせが，ADHDと診断されるオッズ比を高くしていた[19]．Langleyら[20]も，妊娠中の喫煙とADHDの関連について，喫煙群では非喫煙群の2倍の頻度で，出生した児にADHDが認められるという傾向を見出している．このほか，van den Berghら[21]は胎生期の母親の不安とADHDの関係を指摘し，さらに被虐待経験をもつ子どもたちにADHD的な言動がみられる[22]という報告もある．

　このように，複数の遺伝子変異と環境要因の組み合わせが，ADHD発症のリスクを上げると考えられる．

●● 限局性学習症（SLD）のリスク要因

ハイリスク要因：出生体重

　SLDのハイリスク要因の1つに，出生体重がある．特に，超低出生体重児はSLDを発症するリスクがかなり高い．

　Grunauらは，出生時体重800g未満児の8歳時点でのLD（学習障害）の有無について検討しているが，これらの超低出生体重児のうち，大きな障害がない児でも，65％という高率で，LDの診断基準には合致していた[23]．これらの超低出生体重児のLDの特徴としては，書字障害の頻度が最も高く，次いで算数障害，読字障害の順に頻度が高かった．さらにもう1つの特徴として，1つの領域だけでなく複数の領域で，問題がみられることが多かった．

　また，これらの障害に寄与している因子を検討するために行った多因子解析では，正期産児のLD児では障害の種類にかかわらず，言語性知能（verbal intelligence quotient：VIQ）の問題のみが認められることが多いが，この研究対象の超低出生体重児においては，算数障害ではVIQおよび視覚－運動統合（visual - motor integration），読字障害ではVIQと短期記憶（short term memory），書字障害では非言語性知能（performance intelligence quotient：PIQ）の関与が強いことが示された．

　日本の研究でも，低出生体重児では正期産児に比べて，非言語性（non verbal）の学習障害が高率にみられたと報告されている[24]．

　このような研究から，低出生体重児は，正期産児と比較してSLDの発症率が高いと考えられる．周産期の軽微な脳障害は，モノやヒトの動きを認識する機能である大細胞系（magno-cellular system）に影響を及ぼし，その機能を低下させるとされているが，このような障害がSLDを起こす原因となっていると考えられ，これらの機能の評価が，SLDの早期診断に結びつく可能性がある[25]．

「ハイリスク児」概念の乳幼児健診での利用

　ハイリスク児という概念を取り入れることは，わが国での発達スクリーニングの中心である乳幼児健診の効率を上げることにつながる可能性がある．前川は，乳幼児健診を能率的に行う1つの考え方として，乳児をハイリスク児（high risk infant）とローリスク児（low risk infant）に便宜的に大別し，各群にどんな疾病が含まれやすいかを考え，それに基づいて乳幼児健診を行う方法を提案している[26]．

　前川の分類では，①出生体重1,500g未満の極低出生体重児，②新生児の時期にけいれん発作，無欲状態，哺乳障害，姿勢の異常，筋トーヌス（筋緊張）の異常，Moro反射・把握反射の欠如，片側症候群などの神経学的異常，およびこれらに関係した症状を呈した児，③多発性先天奇形を伴う児，をハイリスク児とし，それ以外の乳児をローリスク児としている（表3）．

　ハイリスク児に発症しやすい疾患として，早産・低出生体重児の脳性麻痺，発達障害，重複

表3 新生児期における神経学的ローリスク児およびハイリスク児

分類	特徴
ハイリスク児	1. 極低出生体重児（1,500g未満） 2. 新生児期に明らかな神経学的徴候，症状を認めたもの 　①けいれん　②無欲状態　③哺乳障害 　④姿勢の異常　⑤筋トーヌスの異常 　⑥Moro反射・把握反射の欠如　⑦片側症候群　など 3. 多発性先天奇形
ローリスク児	出生体重2,500g以上で，新生児期に特に神経学的異常を認めない．

（前川喜平，小枝達也：乳幼児健診におけるローリスク児とハイリスク児に見られやすい疾患．写真で見る乳幼児健診の神経学的チェック法　改訂9版．南山堂，2017, p124-125．を改変して引用）

障害，脳障害の二次的知的障害などがある．

ローリスク児でも発症が時折みられる疾患には，特発性知的障害，哺乳発育障害，先天性脳麻痺，ミオパチーなどがある[26]．

ハイリスク児への早期介入とその後の発達に与える影響

ミニマル・ハンドリングとNIDCAP

ハイリスク児に対する介入では，ミニマル・ハンドリング（minimal handling），および新生児個別発達的療育・評価計画（Newborn Individualized Developmental Care and Assessment Program：NIDCAP）が効果があることが，エビデンスとして示されている[6]．

ミニマル・ハンドリングとは，児の受けるストレスが最小限になるように環境を整えること，成長・発達に対するストレスの影響が最小限になるようにケアすることを意味する．新生児個別発達的療育・評価計画（NIDCAP）とは，児の行動に基づき新生児のケアを提供するプログラムであり，赤ちゃんと家族を中心としたケアを推進していくものである．

NICUにおいて，手洗い，患児のミニマル・ハンドリング，気管内吸引・静脈ラインなどの十分なケアなどのガイドラインを遵守・実行した場合，施行以前と比べて施行後では，新生児の敗血症の頻度は有意に減少した[27]．また，NICUにおける新生児への注射などに伴う強い痛み刺激は，顔や体の異常反応（ストレス兆候），心拍数の異常な増加を引き起こすことから，迅速な処置が必要である．

一方，NIDCAPの導入の効果としては，人工呼吸器使用の必要度が軽減したり，入院期間の短縮が確認されているが，2～3年後の児の神経発達に関しては，有意な効果はみられていない．

これら2つの介入方法の効果に関して，「脳性麻痺リハビリテーションガイドライン」[6]では，

NICUに入院しているハイリスク児に対して，ミニマル・ハンドリングやNIDCAPを導入することは，短期的には敗血症などの感染症・血小板減少・中等度の慢性肺疾患・壊死性腸炎の罹患率が減少につながる一方，長期的な神経発達の改善については意見が分かれていて，依然として効果は明らかになっていないことが記載されている．

ポジショニング

NICUでのポジショニング(体位調整)も，運動機能に対してある程度の効果があることが確認されている[6]．

極低出生体重児や低出生体重児に対して，枕・クッション・タオル・砂嚢を用いてポジショニングを行い，胎内での屈曲姿勢に近い肢位をとらせると，ポジショニングを行わなかった群に比べて，骨盤の肢位や側臥位での安定性が向上し，股関節や肩関節の角度を適切に保持することができ，坐位も安定し，筋緊張の亢進を予防し，精神運動発達面でも良好な結果がみられた．また，極低出生体重児に対するswaddling(包み込み)も，精神運動発達にとってよい影響を及ぼすことがわかった．

ポジショニングに関して，「脳性麻痺リハビリテーションガイドライン」[6]では，極低出生体重児や低出生体重児に対する枕やタオルなどを用いたポジショニングは，適切な姿勢保持にとって有用であると記載されている．しかしながら，ポジショニングの方法に関しては一定した見解が得られておらず，長期的な運動機能に対する効果に関しては研究報告がないため，不明なようである．

その他の介入

その他の介入方法として，カンガルーケア，呼吸理学療法，哺乳訓練，口腔刺激の効果を報告した研究もある．しかし，これらの効果もなお明らかではなく，不明な点が多い[28]．

第2章に関する文献

1) 河野由美：ハイリスク児のフォローアップ．総合リハ44(9)：769-775, 2016.
2) 前川喜平, 小枝達也：胎児に影響を及ぼす因子．写真で見る乳幼児健診の神経学的チェック法 改訂9版．南山堂, 2017, p60-67.
3) 左合治彦：母親のアルコール依存, 麻薬中毒, 喫煙．公益社団法人日本産婦人科医会HP：http://www.jaog.or.jp/sep2012/JAPANESE/jigyo/SENTEN/kouhou/insyu.htm（2019/5/6閲覧）
4) Ishii N, Kono Y, Yonemoto N, et al: Outcomes of infants born at 22 and 23 weeks' gestation. Pediatrics 2013; 132(1): 62-71.
5) Kono Y, Mishina J, Yonemoto N, et al: Outcomes of very-low-birthweight infants at 3 years of age born in 2003-2004 in Japan.. Pediatr Int 2011; 53(6): 1051-1058.
6) 日本リハビリテーション医学会監修：脳性麻痺リハビリテーションガイドライン 第2版．金原出版, 2014.
7) 高橋秀寿：新生児集中治療室（NICU）におけるハイリスク児の予後．Jpn J Rehabil Med 2010；47：384-386.
8) Hallmayer J, Cleveland S, Torres A, et al: Genetic heritability and shared environmental factors among twin pairs with autism. Arch Gen Psychiatry 2011; 68(11): 1095-1102.
9) Meador KJ, Loring DW: Risks of in utero exposure to valproate. JAMA 2013; 309(16): 1730-1731.
10) Kim YS, Leventhal BL: Genetic epidemiology and insights into interactive genetic and environmental effects in autism spectrum disorders. Biol Psychiatry 2015; 77(1): 66-74.
11) 小坂浩隆, 藤岡 徹, 丁ヨンミン：特集 自閉症スペクトラム症と注意欠如・多動症の臨床と病態理解．自閉スペクトラム症（ASD）．病因仮説．最新醫学2018：73(10)：45-50.
12) Pinto-Martin JA, Levy SE, Feldman JF, et al: Prevalence of autism spectrum disorder in adolescents born weighing <2000 grams. Pediatrics 2011; 128(5): 883-891.
13) 米山 明：早期からの発見と支援の現状．宮尾益知・橋本圭司（編著）：発達障害のリハビリテーション；多職種アプローチの実際．医学書院, 2017, p14-26.
14) Nishimura T, Takei N, Tsuchiya KJ, et al: Identification of neurodevelopmental trajectories in infancy and of risk factors affecting deviant development: a longitudinal birth cohort study. Int J Epidemiol 2016; 45(2): 543-553.
15) 田中康雄：各障害へのアプローチ ADHD．宮尾益知・橋本圭司（編著）：発達障害のリハビリテーション；多職種アプローチの実際．医学書院, 2017, p104-117.
16) Sonuga-Barke E, Bitsakou P, Thompson M: Beyond the dual pathway model: evidence for the dissociation of timing, inhibitory, and delay-related impairments in attention-deficit/hyperactivity disorder. J Am Acad Child Adolesc Psychiatry 2010; 49(4): 345-355.
17) Faraone SV, Perlis RH, Doyle AE, et al: .Molecular genetics of attention-deficit/hyperactivity disorder. Biol Psychiatry 2005; 57(11): 1313-1323.
18) 岡田 俊：特集 自閉症スペクトラム症と注意欠如・多動症の臨床と病態理解．注意欠如・多動症（ADHD）．病因と病態．最新醫学2018；73(10)：75-79.
19) Neuman RJ, Lobos E, Reich W, et al: Prenatal smoking exposure and dopaminer-

gic genotypes interact to cause a severe ADHD subtype. Biol Psychiatry 2007; 61(12): 1320-1328.

20) Langley K, Rice F, van den Bree MB, et al: Maternal smoking during pregnancy as an environmental risk factor for attention deficit hyperactivity disorder behaviour. A review. Minerva Pediatr 2005; 57(6): 359-71.

21) van den Bergh BR, Mennes M, Stevens V, et al: ADHD deficit as measured in adolescent boys with a continuous performance task is related to antenatal maternal anxiety. Pediatr Res 2006; 59(1): 78-82.

22) 田中康雄：多動性障害と虐待．本間博彰・岩田泰子（編）：虐待と思春期（（思春期青年期ケース研究）．岩崎学術出版社，2001，p41-58.

23) Grunau RE, Whitfield MF, Davis C: Pattern of learning disabilities in children with extremely low birth weight and broadly average intelligence. Arch Pediatr Adolesc Med 2002; 156(6): 615-620.

24) Tanabe K, Tamakoshi K, Kikuchi S, et al: Learning disability in 10- to 16-year-old adolescents with very low birth weight in Japan. Tohoku J Exp Med 2014; 232(1): 27-33.

25) 平澤恭子：低出生体重児と発達障害．宮尾益知・橋本圭司（編著）：発達障害のリハビリテーション；多職種アプローチの実際．医学書院，2017，p27-36.

26) 前川喜平，小枝達也：乳幼児健診におけるローリスク児とハイリスク児に見られやすい疾患．写真で見る乳幼児健診の神経学的チェック法　改訂9版．南山堂，2017，p124-125.

27) Kurlat I, Corral G, Oliveira F, et al: Infection control strategies in a neonatal intensive care unit in Argentina. J Hosp Infect 1998; 40(2): 149-54.

28) 和田勇治：脳性麻痺のリハビリテーション．小児科2018；59(3)：293-299.

第3章

乳幼児期の神経発達症のサイン

本章のPoint

- 神経発達症の兆候は，乳幼児期の特異的な神経運動発達として認められることが多い．
- 運動面における神経発達症の兆候としては，歩行開始時期の遅れ，外反扁平足やつま先歩きの有無，歩容の左右差，足部の背屈制限の有無などがある．
- 乳幼児期の発達の評価ツールには，小児基本動作スケール(ABMS-C)，小児基本動作スケールType T(ABMS-CT)，神経運動5分検査(N5E)，ESSENCE，乳幼児発達スケール(KIDS)，Ages & Stages Questionnaires®(ASQ-3)などがある．

乳幼児期は，人間が動物として生きていくうえで最も重要な機能，運動機能を中心として発達する時期である．発達性協調運動症（DCD）などの運動症群／運動障害群（motor disorders）を除けば，運動発達それ自体は，神経発達症の診断基準には含まれていない．しかし，乳幼児期の運動発達は全般的な発達の目安となることに加えて，何らかの脳機能の異常から生じる発達障害である神経発達症の兆候は，運動発達の遅れや特異的な運動障害として認められることがある．

　本章では，まず乳幼児期の全体的な発達について概説し，続いて，乳幼児期にみられる神経発達症のサインを紹介する．

乳幼児期の運動発達

粗大運動の発達の目安

　小児の運動発達は中枢神経系の成熟に関係していることから，順序性がみられる．
　一般的には，頸部から尾部へ（cephalo-caudal），近位（身体の中心）から遠位（中心から離れた部位）へ（proximo-distal），という方向に発達していくといわれている．これは頸が据わり，お座りができ，つかまり立ちができてから自立歩行が可能になることを，また，肩や腕，前腕，手掌，手指の順に随意運動が可能になっていくことを意味している[1]．
　乳児は成長とともに，腹臥位，仰臥位，坐位，立位と姿勢の発達がみられる．これらは基本的に一定のパターンに従って発達するので，各姿勢の発達程度を知ることは，発達を確認するための手がかりとなる．
　しかし姿勢の発達は，生まれもった身体的な個人差や育児習慣などにより，正常範囲の発達の場合でも，発達の時期や速さには幅があることを忘れてはならない[2]．
　図1に，粗大運動の大まかな達成時期を示す．

頸が据わる

　生後3～4か月の間に，頸が据わる．頸の据わりにはっきりとした定義はないが，一般的には後頭部を支えないで，乳児を縦抱きにできる状態をいう．
　しかしこの定義でも，頸がすぐに前屈してしまう「据わりたて」の状態から，完全にしっかり据わっている状態まで，幅がある．通常は4か月になると，頸の据わりが完了する．
　この時期は，はっきりと追視ができるようになり，あやすと声を出して笑うようになる．

寝返り，お座り

　6～7か月になると，寝返りとお座りができるようになる．
　7か月児は通常，背を伸ばして，手を突かずにしばらく座ることができるが，正常範囲の児でも，座っているためには手を突いて，体を支える必要がある児もいる．

頸の据わり：3〜4か月

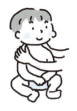

寝返り：5〜6か月

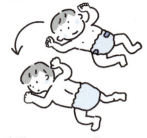

お座り：6〜7か月

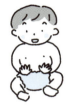

腹這い：7〜9か月

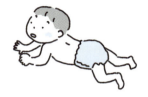

つかまり立ち：8〜9か月

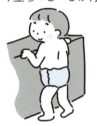

つかまり歩き：11か月

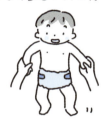

一人立ち：12か月

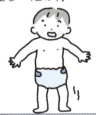

一人歩き：14〜15か月

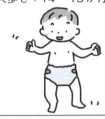

図1 粗大運動と大まかな達成時期

一人座り，ハイハイ

　8か月以降で一人座りができない場合は，発達の遅れを疑う．

　ハイハイができるようになる時期は，7〜9か月と幅がある．一般に，ハイハイの発達は肘這い，腹這い，膝這いの順であると考えられているが，必ずしもそうとは限らない．これらのうちのどれか1つで主に移動し，次の立位の発達に移ってしまうことのほうが多いようである．

　ちなみに，ハイリスク児の肘這いは軽度の痙直性麻痺の症状である場合があり，注意が必要である．これは，痙直性麻痺により下肢の交互運動がうまく行えず，前腕のみで這っている可能性を示唆する[2]．

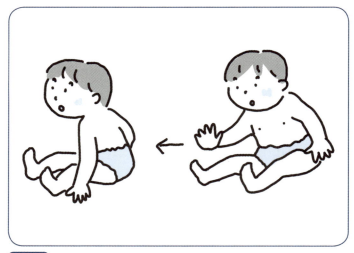

図2 シャッフリング・ベイビー
腹臥位を嫌がり，ハイハイをせず，坐位のままで移動する．

立つ，歩く

8か月では，何かにつかまると立っていられる．

9～10か月では，自分で物につかまって立ち上がれる．

11か月でつたい歩きをし，12か月で一人立ちが可能となる．

平均的には，1歳2か月頃に歩き始める．歩行は早い児で8～9か月，遅くとも1歳6か月までには可能になる．1歳6か月時点で一人で歩けないのは，明らかに歩行の発達が遅れているといえる．

また，歩き始めてから初期の不安定な歩行[ハイガード歩行または初期歩行，詳しくは後述する「歩行開始時期の遅れと特異的な歩容」(25頁参照)]が長い場合は，脳性麻痺，発達神経症，神経筋疾患などの異常を疑う．

シャッフリング・ベイビー

10か月頃，多くの赤ちゃんがつかまり立ちをしている頃に，脇を支えて立たせようとしても下肢を引いてしまい，股関節を曲げたままの姿勢になり，無理やり足をつけると，足の指を底屈したり足首を動かしたりして，足の裏をしっかり床につけようとしない赤ちゃんがいる．このような赤ちゃんであって，シャッフリング・ベイビー[shuffling baby：腹臥位を嫌がり，ハイハイをせず，坐位のままで移動(いざり移動：shuffling)をする赤ちゃん]の特徴(図2)がみられる場合，その一部に神経発達症を有していることがある．

特に，①移動運動だけではなく全体的な発達の遅れがある，②「目が合わない」「指差しをしない」などの様子がみられ自閉スペクトラム症(ASD)が疑われる，③著しい筋緊張低下や筋力低下などを認め脳性麻痺や神経筋疾患が疑われる，というような場合は，精査が必要である[3,4]．

■■ 微細運動の発達の目安

粗大運動の発達とともに，肩，腕や手掌，手指の動きなどに関係した微細運動も発達する．

微細運動の発達は，「見たものをつかんだり，離したりできるようになる」「スプーンや箸を使用できるようになる」など，さまざまな場面で観察される[5]．微細運動の発達の目安[3]は以下のとおりである（図3）．

5か月：ガラガラを握る．
7か月：お菓子を口まで持っていく．
8か月：2本指で物をつまむ（指のどこでつまむかは問わない）．
10か月：指腹で物をつまむ．
11か月：指先で物をつまむ．
1歳0か月：なぐり書きをする．
1歳6か月：積み木を積む．食べ物をスプーンで口まで運ぶ．
2歳0か月：簡単な衣服の着脱を行う．
2歳6か月：こぼさずスプーンで食べる．
3歳0か月：ハサミを使う．
3歳6か月：箸を使って食べる．

■■ 協調運動の発達の目安

協調運動とは，相互に調整を保って活動する複数の筋によって遂行される，滑らかで正確な運動のことである．

動物の脳の破壊実験などから，協調運動には小脳が重要な役割を果たしていることが推測されている[6]．乳幼児の場合，筋力低下，筋緊張低下，失調歩行がないかなどをみることで，後の運動障害のリスクを確認できる．

そのほか，日常の診察場面において観察可能な協調運動の発達の目安は，以下のとおりである（図4）[3]．

1歳9か月：しゃがんで遊ぶ．
2歳：階段昇降．ジャンプ
2歳6か月：上投げでボールを投げる．
3歳：片足立ち3秒．三輪車こぎ
4歳：ケンケンパーを繰り返す．スキップをする．
5歳：ブランコに乗ってこぐ．補助輪付き自転車に乗る．

5か月：ガラガラを握る．

7か月：お菓子を口まで持っていく．

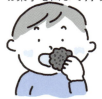

8か月：2本指で物をつまむ（指のどこでつまむかは問わない）．

10か月：指腹で物をつまむ．

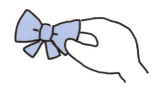

11か月：指先で物をつまむ．

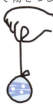

1歳0か月：なぐり書きをする．

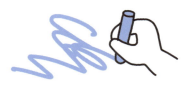

1歳6か月：積み木を積む．食べ物をスプーンで口まで運ぶ．

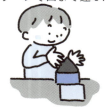

2歳0か月：簡単な衣服の着脱を行う．

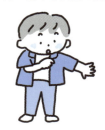

2歳6か月：こぼさずスプーンで食べる．

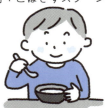

3歳0か月：ハサミを使う．

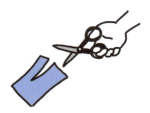

3歳6か月：箸を使って食べる．

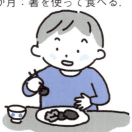

図3 微細運動と大まかな達成時期

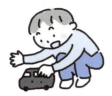
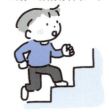
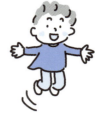
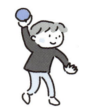
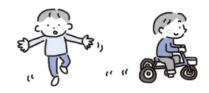
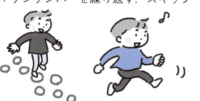
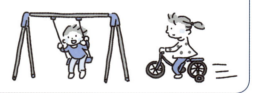

図4 協調運動と大まかな達成時期

乳幼児期の運動面における神経発達症のサイン

歩行開始時期の遅れと特異的な歩容

　一人歩きの開始時期は個人差が大きいものの，平均すると生後12～14か月である．

　一般に，歩行開始間もない時期の歩容は，極めて不安定である．上肢を挙上し，両上肢でバランスをとって歩き（high guard gait），姿勢を安定させるため歩隔（片方の足の着床位置と他の足の着床位置との左右の幅）を広くとり（wide base），つま先が強く外に向いたそとわ歩行（toeing out gait）を行う．

　このような歩容の特徴は，神経機構が成熟するに従い，次第に弱くなる．上肢の挙上はハイガード（high guard）から徐々に低くなり，生後15か月頃にはミドルガード（middle guard），生後18か月頃には上肢を下ろしたまま歩行するローガード（low guard）となり，短期間に変化がみられる（図5）．

　2歳頃には，かかと接地が明確になり，歩隔は減少し，歩行周期をとおして膝の屈伸運動も認められるようになる．

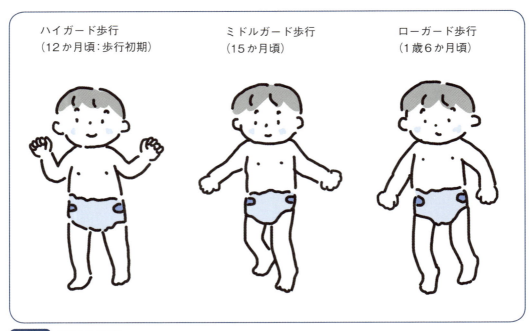

図5 歩行の発達

　3歳頃には，下肢の各関節運動が成人に近づき，重心の上下動揺は減少し，上肢の振りも出てくる．

　通常，3歳以降で転倒の頻度が著しく減少し，5歳程度で歩行はほぼ安定する．一般に，7歳以降には成人同様の歩容がみられる[7]．

　発達神経症を疑う場合は，一人歩きを獲得した時期，後述する外反扁平足やつま先歩きの有無，歩容の左右差や足部の背屈制限の有無などが確認事項となる．筆者の経験では，ASD（自閉スペクトラム症）児では，つま先歩きや歩容の左右差，足部の背屈制限が多い印象がある．また，ADHD（注意欠如・多動症）児の場合，歩幅が短く，足関節が低緊張で，ベタ足で歩く（かかとを接地してつま先を蹴るという動きが乏しい歩行）傾向があるようにみえる．しかし，歩容によって神経発達症の診断を行うことは避けるべきである．

●● 外反扁平足

　外反扁平足は，足の内側縦アーチの低下や消失，前足部外転や踵骨外反変形を特徴とし，過度の靱帯弛緩性（ligamentous hyperlaxity）が原因であるとされる（図6）．足の形の変形は，非荷重時にはみられないのが特徴で，つま先立ちを行わせると，変形は消失する[8]．

　年齢とともに自然矯正されることも多いが，重度変形例や易転倒例では，足底装具（アーチサポートなど）が使用されることもある．

　重度の外反扁平足を認める場合，下肢や足部の低緊張のサインの1つと考え，運動療育や足底装具の適用を考慮するとよい．

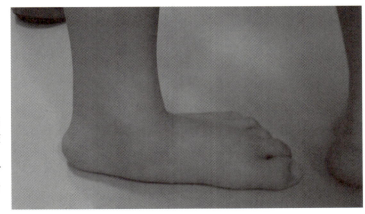

図6 外反扁平足
足の内側縦アーチの低下や消失，前足部外転や踵骨外反変形を特徴とする．足の変形は，非荷重時にはみられないのが特徴で，つま先立ちを行わせると，変形は消失する．

つま先歩き

　正常発達の児にもみられるが，ASD児，知的能力障害児にみられることが多い．原因として，足部の感覚過敏や，つま先歩きにより筋紡錘に刺激が加わり交互運動をしやすくなることなどが考えられている[3]．

　神経発達症によるものでは，歩行する時だけつま先歩きになることが多く，立位では足の裏を接地していることが，痙性麻痺による尖足との鑑別になる．図7に，ASDの12歳女児のつま先歩行開始時の様子を示す．

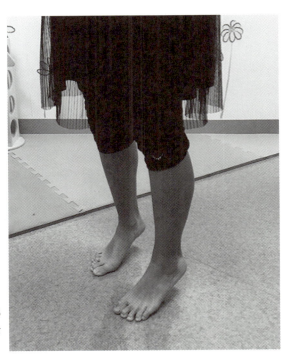

図7 つま先歩き
神経発達症によるつま先歩きでは，歩行する時だけつま先歩きになり，立位では足の裏を接地していることが多い．

■■ その他の運動機能障害

乳幼児期に発達神経症のサインとして認められるその他の運動機能障害には，手先がうまく使えない（巧緻運動が苦手），目と手の協応が苦手（視運動機能の問題），力の入れ方やバランスの取り方が苦手（協調運動が苦手），などがある．

乳幼児期の発達の評価ツール

近年，神経発達症児への支援は，乳幼児期から，医療・保健・福祉・教育・労働など多分野の職員が，緊密に連携して行っていく必要性が高まっている．そのようななか，乳幼児健診などの機会をとおして，乳幼児の神経発達症のサインを，地域の小児科医や保健師がキャッチできることが望ましい．またその際には，特別なトレーニングを受けなくても，誰でも簡単に実施できる評価ツールを用いることが推奨される．

本項ではまず，粗大運動・微細運動の簡易評価スケールを紹介し，その後，発達全体の大まかな確認に用いることが可能なチェックリストや簡易検査，質問票を紹介する．なお，より詳細な発達評価が可能な検査に関しては，次章以降で解説する．

■■ 粗大運動・微細運動の評価ツール

小児基本動作スケール（ABMS-C）

小児基本動作スケール（Ability for Basic Movement Scale for Children：ABMS-C）は，誰でもどこでも簡便に用いることができる小児基本動作評価スケールである（表1）．粗大運動の評価ツールであり，医療・福祉・教育などの多職種連携チームで活用することが期待できる．評価項目は「頸部保持」「坐位保持」「平面移動」「立位保持」「歩行」の5項目からなり，それぞれを0～3の4段階のグレード（到達段階）で評価する．

各項目とも，乳幼児がその時点で発揮できる最大限の能力に基づいて評価を決定する．例えば「平面移動」においては，ずり這い・背這い（グレード2の動作）ができなくても，殿部を上げて腹這い（グレード3の動作）が可能であれば，グレードは3となる．ABMS-Cの信頼性・妥当性に関しては，文献[9]を参照してほしい．

小児基本動作スケール Type T（ABMS-CT）

小児基本動作スケール Type T（ABMS-CT）は，乳幼児の微細運動や協調運動の評価を行える微細運動および協調運動の評価ツールである（表2）．

評価項目は「口腔顔面」「手先」「片足」「両足」「階段」の5項目で，それぞれ0～3の4段階のグレードで評価する．

ABMS-C同様，各項目とも，幼児がその時点で発揮できる最大限の能力に基づいて評価を

表1　小児基本動作スケール（ABMS-C）：粗大運動の評価ツール

グレード	0	1	2	3
頸部保持	頸がまったく据わっていない．	両肩を45°引き起こしても頸がついてくる．	両肩を90°引き起こしても頸はついてくるものの，10秒間保持できない．	両肩を90°引き起こして，頸が10秒間据わっている．
坐位保持	まったくお座りできない．	骨盤を支えればお座りできる．	手をついて10秒間お座りできる．	手放しで10秒間お座りできる．
平面移動	まったく平面移動できない．	寝返りができる．	ずり這い・背這いができる．	腹這いができる．
立位保持	まったく立てない．	体幹を支えて10秒間立てる．	何かにつかまって10秒間立てる．	手放しで10秒間立てる．
歩行	まったく歩けない．	体幹を支えて5歩歩ける．	つかまって，または手をつないで5歩歩ける．	手放しで5歩歩ける．

〔Miyamura K, Hashimoto K, Honda M: Validity and reliability of Ability for Basic Movement Scale for Children (ABMS-C) in disabled pediatric patients. Brain Dev 2011; 33: 508-11. を改変して引用〕

決定する．ABMS-CTの信頼性・妥当性に関しては，文献[10]を参照してほしい．

神経運動発達の評価ツール

神経運動5分検査（N5E）

　神経運動5分検査（Neuromotor 5 minute-exam：N5E）は，スウェーデン・ヨーテボリ大学のChristpher Gillberg博士によって提唱された神経運動発達に関する診察法である．神経運動発達の異常がある2歳児に共通して観察されやすい項目から構成され，特別なトレーニングがほとんど不要であるため，小児科医の通常の診察において，簡易に実施できる．
　検査項目は，以下の16項目である．
①ボール転がし（2点：受け取れない，1点：判断不能，0点：受け取れる）
②歩容（2点：所見あり，1点：判断不能，0点：所見なし）
③つま先歩行（2点：あり，1点：判断不能，0点：なし）
④身体の動きの左右非対称性（2点：明らか，1点：判断不能，0点：なし）
⑤一人歩きをした年齢（2点：18か月以降，1点：15〜17か月，0点：14か月以前）

表2 小児基本動作スケール Type T (ABMS-CT)：微細運動，協調運動の評価ツール

グレード	0	1	2	3
口腔顔面	唇を指示どおりに動かせない．	舌をまっすぐに出せる．	唇をとがらせることができる．	頬を左右交互に膨らませられる．
手先	指を指示どおりに動かせない．	指を1本出せる．	指を2本出せる．	指を1本ずつ折り曲げられる．
片足	片足で立てない．	片足で5秒未満立てる．	片足で5秒以上立てる．	片足でケンケンできる．
両足	両足で1秒以上つま先立ちができない．	両足で1秒以上つま先立ちができる．	両足を揃えて前へジャンプできる．	スキップができる．
階段	階段を登れない．	手すりを使って二足一段で階段を登る．	手すりを使って一足一段で階段を登る．	手放しで一足一段で階段を登る．

〔Hashimoto K, Miyamura K, Honda M: Evaluation of Ability for Basic Movement Scale for Children Type T (ABMS-CT) in disabled children. Brain Dev 2012; 34: 349-53. を改変して引用〕

⑥二語文の発話（2点：話さない，1点：判断不能，0点：話す）
⑦筋緊張低下（2点：坐位姿勢保持不可，1点：判断不能，0点：坐位姿勢保持可）
⑧筋緊張亢進（2点：足関節背屈制限あり，1点：判断不能，0点：足関節背屈制限なし）
⑨眼球運動（2点：所見あり，1点：判断不能，0点：所見なし）
⑩視覚の問題（2点：気になることあり，1点：判断不能，0点：気になることなし）
⑪聴覚の問題（2点：気になることあり，1点：判断不能，0点：気になることなし）
⑫身長
⑬体重
⑭頭囲
⑮積み木積み上げ（3つ）
⑯身体部位指差し

　これらのなかで，神経運動発達を直接測定していない項目（例：⑥二語文の発話，⑫身長）が含まれているのは，それらの異常と神経運動発達の異常との関連が示唆されているためである[11]．

　これら16項目のうち，①〜⑪の11項目に関しては，環境省による日本国内10万組の子どもたちとその母親が参加した大規模な疫学調査である「エコチル調査」において，2歳時の詳細

調査として，採点基準が設定されたうえで，約5,000人を対象に実施された．この調査で使われた11項目の具体的な評価方法，採点基準と評定者間信頼性は，文献[12]を参照してほしい．

発達全体の確認ツール

ESSENCE（神経発達に関する臨床検査を必要とする初期症候群）

N5Eを開発したGillberg博士はまた，2010年にESSENCE（early symptomatic syndromes eliciting neurodevelopmental clinical examinations：神経発達に関する臨床検査を必要とする初期症候群）という概念のなかで，主に乳幼児期から児童期に発現する神経発達症に共通する徴候を示している[13]．Gillberg博士によると，乳幼児期に以下の領域のいずれか，または複数で遅れや欠如などの問題がみられた場合，将来的に何らかの神経発達症の診断に至る可能性が高いという．保護者は，これらの項目で，2～3か月以上にわたって気になっていることがあるかどうかを，「はい」「少しだけ／もしかすると」「いいえ」の3択で答える．

①発達全般について（はい，少しだけ／もしかすると，いいえ）
②運動発達について（はい，少しだけ／もしかすると，いいえ）
③感覚反応（例：触れられること，音，光，におい，味，熱さ，冷たさ，痛み）について（はい，少しだけ／もしかすると，いいえ）
④コミュニケーションや言葉，喃語について（はい，少しだけ／もしかすると，いいえ）
⑤活動（例：活発すぎる，受動的すぎる）や衝動性（例：行動が抑制できない）について（はい，少しだけ／もしかすると，いいえ）
⑥注意力や集中力，「聞くこと」（聞いていないようにみえる）について（はい，少しだけ／もしかすると，いいえ）
⑦社会的な交流や他の子どもへの興味について（はい，少しだけ／もしかすると，いいえ）
⑧行動（例：繰り返し同じことをする，日課や決まった手順ややり方にこだわる）について（はい，少しだけ／もしかすると，いいえ）
⑨気分（例：落ち込む，はしゃぎすぎる，ちょっとしたことでイライラしやすい，急に泣き出す）について（はい，少しだけ／もしかすると，いいえ）
⑩睡眠について（はい，少しだけ／もしかすると，いいえ）
⑪食べ物の好き嫌いや食事の仕方について（はい，少しだけ／もしかすると，いいえ）
（以上の11項目は，「エコチル調査」において，2.5歳の質問用紙で用いられた質問項目）

このESSENCEをもとにした質問票である「ESSENCE-Q」の日本語版の開発者らは，各項目に関して数か月以上にわたって気になっていることがあるかについて，保護者に上記の3択で答えてもらい，「はい」が1項目以上，かつ「少しだけ／もしかすると」が3項目以上ある場合には，専門家への受診を推奨している[14]．

乳幼児発達スケール（KIDS）

　わが国における保護者記入による質問票式の発達評価ツールとして，38都道府県の乳幼児約6,000名を対象とした調査をもとに1989年に標準化された，乳幼児発達スケール（Kinder Infant Development Scale：KIDS）がある[15]．

　KIDSには，タイプA（0歳1か月～0歳11か月用），B（1歳0か月～2歳11か月用），C（3歳0か月～6歳11か月用），T（0歳1か月～6歳11か月：発達遅滞児向き），の4種類があり，年齢や発達状況に応じたものを用いることが求められる．

　項目ごとに，「明らかにできるもの」「過去においてできたもの」「やったことはないが，やらせればできるもの」には○を回答し，「明らかにできないもの」「できたりできなかったりするもの」「やったことがないのでわからないもの」には×を回答する．

　質問項目は以下の9領域にわたり，○1つにつき1点として計算し，領域ごとに合計点を算出する．

①運動：運動領域では，身体全体の大きな動きを中心とした発達を評価する．
②操作：子どもを取り巻く物事に対して，自分の意志どおりに身体を動かせるかに関して，手指の動きを中心として評価する．
③理解言語：精神機能を測定する最も重要な手がかりが言語であり，理解はコミュニケーションの基本である．言語をとおした理解について評価する．
④表出言語：子どもはまず理解することから始まり，次第に話すことへと進む．多くの言葉が蓄積されて初めて，話すことができる．言語をとおした表出について評価する．
⑤概念：概念とは，例えば「大きい」が表す意味の場合，その具体的な大きさにかかわらず，大きいか小さいかという1つの基準を示すことで，見た目がどうであれ，その共通性や異質性を理解できることである．その能力の発達を評価する．
⑥対子ども社会性：自分の欲求がほぼ全面的に受け入れられる親子関係とは異なり，仲間関係における「人の欲求とぶつかり合う」という経験をとおして，他人との協調行動を獲得していく発達を評価する．
⑦対成人社会性：生まれてからすぐに親とのかかわりをもち，さらに自分とは異なる人との生活に適応する方法に関して，それを獲得していく発達を評価する．
⑧しつけ：社会生活を営むうえで守らなければならないルールを体得していくのにも順序がある．自立的な生活へと進んでいく発達を評価する．
⑨食事：子どもの食事は，乳幼児が乳を飲むレベルから，お箸を使って食べる段階へと至る．衛生感覚や食事のルールを含め，それらを体得していく発達を評価する．

　合計点を算出後，換算表を参照することで，合計点と対応する発達年齢を調べ，各領域の発達指数を算出することができる．また，すべての領域の合計得点から総合発達年齢を求め，総合発達指数を算出することもできる．

　KIDSで求められた領域別発達年齢は，わが国を代表する発達検査である「新版K式発達検査2001」（38頁参照）で算出できる領域別（姿勢・運動，認知・適応，言語・社会）の発達年齢

と関連性があることがわかっている[16]．

KIDSを用いることで，児の大まかな発達状況を予測できる．ただし，KIDSの発達遅滞検出の感度は低く，スクリーニングツールとしては偽陰性が多いため，注意を要する[17]．

ASQ-3（年齢と発達段階に関する質問票）

Ages & Stages Questionnaires, Third Edition®（ASQ-3：年齢と発達段階に関する質問票）は，米国で開発された乳幼児の発達スクリーニングツールである[18]．

このツールは，年齢別に21種類の質問票で構成されており，保護者が記入することで，1か月から5歳半の間のどの年齢の子どもに対しても用いることができるように設計されている．質問票は2，4，6，8，9，10，12，14，16，18，20，22，24，27，30，33，36，42，48，54および60か月齢用であり，それぞれ前後の月齢が対象年齢範囲となっている．

各質問票は標準化されていて，これらの質問票を使うことで，早期療育などの支援の対象に該当するかどうかを判断するうえで，より詳細な検査が必要な乳幼児を特定できる．

ASQ-3は，すべての年齢用の質問票が「コミュニケーション」「粗大運動」「微細運動」「問題解決」「個人・社会」の5つの領域で構成され，領域ごとにそのスキルに関して6項目の質問項目がある．

各項目は，「はい（できる）」「時々（できる）」「いいえ，まだ（できない）」の3択で回答する．領域ごとにそれぞれの項目の得点を合計し，その合計得点を用いて，「正常」「要経過観察」「要詳細評価」の3段階で判定することで，発達が遅れている可能性のある児をスクリーニングできる[19]．

ASQ-3は，先述した環境省による「エコチル調査」[20]においても使用されている．これら日本語版の質問票とマニュアルは，一般の医療保健関係者向けに，今後出版される予定である．

英語版の信頼性・妥当性はASQ-3のマニュアル[21]を，日本語版の信頼性・妥当性は文献[22]を参照してほしい．

第3章に関する文献

1) 上田礼子，上田　敏：運動の発達（2）粗大運動発達．総合リハ 1980；8(10)：843-849．
2) 前川喜平，小枝達也：姿勢の発達．写真で見る乳幼児健診の神経学的チェック法　改訂9版．南山堂，2017，p92-98．
3) 洲鎌盛一：乳幼児の発達障害診療マニュアル健診の診かた・発達の促しかた．医学書院，2013．
4) 花井敏男：シャフリングベイビー．福岡地区小児科医会乳幼児保健委員会（編）：乳幼児健診マニュアル　第5版．医学書院，2015，p66．
5) 上田礼子，上田　敏：運動の発達（3）微細運動発達．総合リハ 1980；8(11)：917-923．
6) 河野憲二，松田圭司，竹村　文：協調運動とは何か．Jpn J Rehabil Med 2019；56(2)：82-87．
7) 伊藤錦哉，和田郁雄：こどもと成人の正常歩行パターンとその相違点．MB Orthop 2015；28(4)：1-9．

8) 和田郁雄, 水谷 潤, 堀内 統, 他：小児の足部変形 乳幼児の足部疾患（変形）とその対応. 総合リハ2010；38(2)：184-187.
9) Miyamura K, Hashimoto K, Honda M: Validity and reliability of Ability for Basic Movement Scale for Children (ABMS-C) in disabled pediatric patients. Brain Dev 2011; 33(6): 508-511.
10) Hashimoto K, Miyamura K, Honda M: Evaluation of Ability for Basic Movement Scale for Children Type T (ABMS-CT) in disabled children. Brain Dev 2012; 34(5): 349-353.
11) Noritz GH, Murphy NA: Neuromotor screening expert panel. Motor delays; early identification and evaluation. Pediatrics 2017;140(3): pii.
12) Aoki S, Hashimoto K, Mezawa H, et al: Development of a new screening tool for neuromotor development in children aged two – the neuromotor 5 min exam 2-year-old version (N5E2). Brain Dev 2018; 40(6): 445-451.
13) Gillberg C: The ESSENCE in child psychiatry: early symptomatic syndromes eliciting neurodevelopmental clinical examinations. Res Dev Disabil 2010; 31(6): 1543-1551.
14) Hatakenaka Y, Fernell E, Sakaguchi M, et al: ESSENCE-Q - a first clinical validation study of a new screening questionnaire for young children with suspected neurodevelopmental problems in south Japan. Neuropsychiatr Dis Treat 2016; 12: 1739-1746.
15) 三宅和夫, 大村政男, 高嶋正士, 他：KIDS（乳幼児発達スケール）の開発に関する研究. 発達研究1990；6：148-163.
16) Aoki S, Hashimoto K, Ikeda N, et al: Comparison of the Kyoto scale of psychological development 2001 with the parent-rated Kinder Infant Development Scale (KIDS). Brain and Development 2016; 38(5): 481-490.
17) 橋本圭司, 目澤秀俊, 竹厚 誠, 他：家族記入式乳幼児発達スケールの妥当性の検討. 日本小児科学会雑誌2019（印刷中）.
18) Squires J, Bricker D: Ages and Stages Questionnaires® (ASQ-3); A Parent-completed Child Monitoring System, third edition. Brookes Pub, 2009.
19) 橋本圭司：ASQ-3(Ages and Stages Questionnaire, Third Edition). 辻井正次（監）：発達障害児者支援とアセスメントのガイドライン. 金子書房, 2014, p104-106.
20) Kawamoto T, Nitta H, Murata K, et al: Rationale and study design of the Japan environment and children's study (JECS). BMC Public Health 2014; 14: 25.
21) Squires J, Twombly E, Bricker D, et al: Behavior -Ages & Stages Questionnaires. 3rd ed. University of Oregon, Center on Human Development. 2009.
22) Mezawa H, Aoki S, Nakayama SF, et al: Psychometric profiles of the Ages and Stages Questionnaires, Japanese translation. Pediatr Int 2019: in press.

第4章

発達検査・知能検査

本章のPoint

- 神経発達症の疑いがある場合の詳細評価の第一歩として，運動・認知・言語などの大まかな発達度合いを把握するため，発達検査や知能検査を実施する．本章では代表的な検査法について紹介する．
- 新版K式発達検査2001は，5歳以下の乳幼児の発達検査としてよく用いられているが，検査項目の実施順序が定められていないため，検査者は被検査者の反応をみながら検査手順を決めていく必要がある．
- 田中ビネー知能検査Ⅴは，知能を包括的かつ純粋に評価できるが，領域別得点が算出できず，具体的な問題がわかりにくい．
- わが国では最もよく使われているウェクスラー式知能検査は，多くの専門職間で結果を共有しやすいが，課題の指示が複雑な下位検査もあり，一定以上の指示理解力がない場合，正しく測定できないことがある．
- KABC-Ⅱはウェクスラー式知能検査と同様のメリット・デメリットがあるが，ウェクスラー式知能検査にはない「長期記憶力」が指標の一部に組み込まれている一方，「言語理解能力」「処理速度」が測定されていない．

神経発達症の疑いがあった場合の詳細評価の第一歩は，運動・認知・言語などの大まかな発達度合いを把握するために，発達検査や知能検査を実施することである．

　本章ではまず，国内における発達・知能検査の使用状況，およびそれらの概念的な定義について説明する．その後，代表的な発達検査や知能検査を紹介する．

発達検査・知能検査の使用状況

　日本国内では近年，さまざまな発達・知能検査が使用されている．2012年11〜12月に，全国2,790の医療機関・福祉機関を対象とした調査（複数回答式）[1]によると，全体としてはウェクスラー式知能検査（例：WISC, WAIS）を利用している機関が最も多い傾向にある一方，乳幼児を対象とした健診や発達相談事業を行っている保健センターでは，新版K式発達検査のほうがより多く利用されている（表1）．

表1 知能検査・発達検査の利用状況

機関種別	ウェクスラー式	田中ビネー	K-ABC	新版K式	その他
医療機関	196 (90.3%)	131 (60.4%)	106 (48.8%)	141 (65.0%)	38 (17.5%)
発達障害者支援センター	36 (81.8%)	18 (40.9%)	17 (38.6%)	18 (40.9%)	11 (25.0%)
児童相談所	108 (99.1%)	105 (96.3%)	64 (58.7%)	96 (88.1%)	47 (43.1%)
保健センター	26 (35.1%)	27 (36.5%)	5 (6.8%)	38 (51.4%)	14 (18.9%)
福祉施設・事業所	33 (9.3%)	40 (11.3%)	8 (2.3%)	24 (6.8%)	11 (3.1%)
不明	18 (45.0%)	12 (30.0%)	5 (12.5%)	10 (25.0%)	6 (15.0%)

（伊藤大幸，松本かおり：医療・福祉機関におけるアセスメントツールの利用実態に関する調査．辻井正次（監）：発達障害児者支援とアセスメントのガイドライン．金子書房，2014，p2-16．を改変して引用）

発達・知能の定義

発達の定義

　発達とは，生物学的成熟や学習により一定の規則に従って機能を獲得し，環境により適応する方向にその機能が変化していく過程をいう．精神発達や運動発達がこれに属する．

　発達の過程が何らかの原因により阻害されているか，あるいは他の多くの子どもとは異なることにより多くの環境で不適応を起こしやすくなっている子どもたちを，発達障害児という．発達障害児は，発達が「定型」ではない子どもたちの総称であり，何らかの神経発達症の傾向がある子どものほとんどが含まれる．

知能の定義

　一方，知能の概念は幅広く，研究者によってその定義は異なる．

　例えば，英国の心理学者Charles Spearmanは知能に関して，共通因子である一般因子，および各分野における特殊因子で構成されると提唱しているが[2]，知能が複数の因子で構成されるという考え方は，その他のほとんどの定義でも共通している[3]．

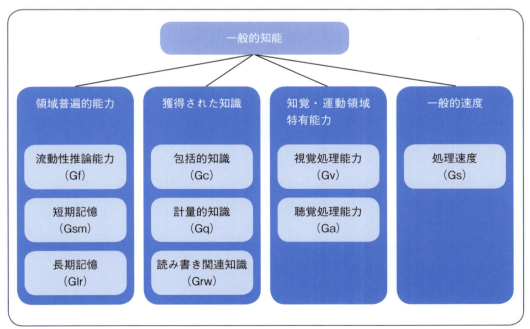

図1 CHC理論の因子分析結果の上位知能構成要素を整理したモデル
構成要素の分類は，概念的近似性をもとに著者が4つに分けたものであり，Carollの因子分析の結果ではない．

また，Raymond Cattellは，知能を流動性知能（新しいことを学習したり，問題を解決したりする能力）と，結晶性知能（教育や過去の経験から学んだことの積み重ねに基づく能力）の2つに分類し[4]，John Hornはそれをさらに細かい領域に分類した[5]．その後，この2人による理論は，多くの知能研究から得られたデータの因子分析に基づいて知能の3層構造を提唱したJohn Carrollの理論[6]とともに，キャッテル・ホーン・キャロル（CHC）理論として統合されている[7]．図1に，CHC理論における上位の知能構成要素を示す．

　一方，Howard Gardnerは，多重知能の理論を提唱し[8]，そのなかには運動的知能，音楽的知能，対人的知能などが含まれていて，より広範囲の能力を知能と定義している．

　一般的な知能検査で測定されるのは，CHC理論において定義されている複数の能力のうち，各検査開発者が，日常生活や学習においてより重要であると考えた能力である．

さまざまな発達検査・知能検査

　本節では，代表的な発達検査や知能検査について紹介する．

新版K式発達検査2001

　「新版K式発達検査2001」（以下，新版K式）は，1951年に島津峯眞，生澤雅夫らによって，京都市児童院（現・京都市児童福祉センター）で開発された「K式発達検査」の改訂版であり，Kはこの検査の英語表記，Kyoto Scale of Psychological Development（KSPD）の頭文字をとっている．

特徴

　新版K式は，0歳〜成人まで適用可能な検査法であり，運動能力である「姿勢・運動（postural-motor：P-M）」，視覚認知や物の操作の能力である「認知・適応（cognitive-adaptive：C-A），言語能力や対人反応に関する「言語・社会（language-social：L-A）」の3つの領域に関して，その発達の程度，およびそれらのバランスから，発達傾向を調べる．

　発達の程度は，発達年齢（developmental age：DA）で表される．また，得られた発達年齢と実際の年齢（生活年齢，chronological age：CA）の比（発達年齢を生活年齢で割り100倍して小数点以下を四捨五入）を用いて，発達指数（developmental quotient：DQ）が算出される．発達年齢と発達指数はともに，個別の発達領域，および総合的な発達を示す全領域で，それぞれ算出することができる．

結果の解釈

　新版K式の結果は，どのように解釈すればよいのだろうか．目澤らによる国立成育医療研究センター発達評価センターを受診した6歳以下の児159例の検討[9]によると，Denver発達スクリーニング検査Ⅱ（国際的に通用する4領域125の項目で構成された発達遅滞のスクリーニ

表2 新版K式の評価レポートを記載する際の注意点

検査場面において	保護者に対して
以下のことなどについて記載する． ● 場面変化時の反応 ● 視線の合わせ方 ● 視覚的注意転導性の有無 ● 指差しや声かけへの反応 ● つま先立ち歩き ● 相手とのやりとり	保護者に対する所見と提案では，検査場面の様子と検査結果を踏まえて，以下などについて記載する． ● 検査全体のまとめ ● 子どもとのかかわり方についての提案．なるべくポジティブな面にも焦点を当てるようにする．

(竹厚　誠：セラピストによる実践（発達心理検査）．宮尾益知・橋本圭司（編著）：発達障害のリハビリテーション；多職種アプローチの実際．医学書院，2017，p197-207．を改変して引用)

ング検査）で正常と判定された児では，新版K式による発達指数が70未満の児を認めなかった．このことから，新版K式で発達指数が70未満の児は，何らかの発達遅滞が疑われると考えられるだろう．

一方で，検査開発者の1人である生澤は，「K式発達検査は単に発達年齢，発達指数を出すことを目的としているのではなく，構造化された行動観察場面として用い，子供の発達の諸側面をとらえる」ことを強調しているため，各検査項目について単に通過（＋）・不通過（－）の判定を行うだけでなく，対象となる児・者がどのように課題を受け止め，どのような課題意図を見出し，どう解決するかといったことを観察することが重要である[10]．

以上から，発達の様子を詳しく知るためには，検査を行い発達指数を算出するだけでなく，検査中の被検査者の様子を記録することが重要である．新版K式の評価レポートを作成する際の注意点[11]は表2のとおりである．

メリットとデメリット

新版K式は，乳幼児健康診査の健診後フォローにおける発達面の精密検査のほか，特別支援教育における支援対象児の発達状況の把握，児童相談所や知的障害者更生相談所における療育手帳の種類を決定するための知能水準の査定など，臨床のさまざまな場面で，さまざまな目的に応じて，幅広く活用されている[10]．

表3 新版K式のメリット・デメリット

メリット	デメリット
● 0歳から実施可能である． ● 遊びをとおした自然なかかわりのなかで，発達を評価できる． ● 日本の文化に合っている．	● 検査項目の実施順序が定められてない． ● 正確に実施するためには，検査者に専門的な訓練が求められる．

特に，対象年齢が幅広く新生児にも実施可能であり，遊びをとおした自然なかかわりのなかで発達を評価できることから，5歳以下の乳幼児の発達検査としてよく用いられている．

ただし，検査項目の実施順序が定められていないため，検査者が被検査者の反応をみながら検査の流れを組み立てる必要があり，正確に実施するためには，専門的な訓練が求められる（表3）[11]．

田中ビネー知能検査Ⅴ

ビネー式知能検査は，フランスのAlfred Binetとその弟子であるThéodore Simonが作成した，世界で初めての知能検査法である．その後，米国においてLewis Termanがこの方法論を継承し，「スタンフォード改定案（Stanford-Binet Intelligence Scales）」を発表した．

日本においては1947年に田中寛一が，スタンフォード改定案をもとに「田中ビネー知能検査」を発表した．その後，改定を重ねて，現在の「田中ビネー知能検査Ⅴ」に至る．

特徴

ビネー式知能検査は一般知能の測定を目的としており，精神年齢（mental age：MA）と生活年齢（chronological age：CA）の比によって知能指数（intelligence quotient：IQ）を算出していた[12]．しかし，現在の田中ビネー知能検査Ⅴでは，2～13歳は従来どおり，精神年齢（MA）を用いて知能指数（IQ）を算出する一方，14歳以上は原則として精神年齢を算出せず，偏差知能指数（deviation IQ：DIQ）を算出する方法がとられている．

具体的な実施手順

田中ビネー知能検査Ⅴには，具体的な実施方法が定められている．

まず，1歳級から13歳級までの課題（96個），成人の課題（17個）が難易度別に並べられている．各年齢級でさまざまな種類の課題が網羅され，基本的には子どもの生活年齢（CA）と等しい年齢級の課題から検査を始める．その年齢級において，1つでもできなかった課題があった場合には，年齢級を1つずつ下げて課題を実施していき，全課題が達成できる年齢級に到達するまで，課題の実施を続ける．

次に，生活年齢より上の年齢級の課題を，年齢級を1つずつ上げながら実施し，年齢級内の全課題が不達成になるまで，課題を実施していく．

知能指数の算出

検査を実施した後は，知能指数（IQ）の算出を行う．例として，低年齢（13歳11か月まで）でのIQの求め方を示す．

まず，基底年齢（すべての課題を達成した年齢級の1つ上の年齢）を求める．

次に，基底年齢の年齢級以上の年齢級で達成した課題数に，それぞれ与えられた加算月数（1～3歳は1個につき1か月，4～13歳は1個につき2か月）をかけて，月数合計を求める．

その後，基底年齢に月数合計を足して，精神年齢（MA）を算出する．

表4 田中ビネー知能検査Ⅴのメリット・デメリット

メリット	デメリット
・運動の評価がないため，純粋に知能を評価できる． ・WISCを実施できなかった児の受け皿となりうる． ・問題が年齢別となっているため，児にとっての次の課題がみえる（フィードバックしやすい）．	・結果がMA（精神年齢）とIQ（知能指数）のみである． ・数値結果から児の得意・不得意がみえないため，知的側面による比較が難しい． ・能力に偏りがあると，特定の種類の問題のみ合格し続けるため，長時間の検査になりやすい．

最後に，精神年齢を生活年齢で割って，100をかけてIQを求める．

メリットとデメリット

　田中ビネー知能検査Ⅴは，子どもの知的側面の発達状態を客観的に示す指標として，病院での診療場面をはじめ，発達相談や教育相談の場面などで使用されている．この検査は，知能検査としてWISC-Ⅳ（42頁参照）より適応年齢範囲が広く，全般的な発達を段階として捉えやすいこと，検査課題に多様性があるため，測定されている知能概念が包括的であることなどの長所がある．

　その一方で，領域別得点が算出できないため，具体的な問題がわかりにくいなどの限界もある．
　田中ビネー知能検査Ⅴのメリット・デメリットを表4に示す．

■■ ウェクスラー式知能検査

　ウェクスラー式知能検査は，世界的に使われている知能検査であり，1938年発表のウェクスラー・ベルビュー知能検査（Wechsler-Bellevue Intelligence Scale：WB）がその始まりである．

特徴

　David Wechslerは，ビネー式知能検査などに代表されるそれまでの一般知能を測定する検査とは異なる視点，つまり，総合的知能だけでなく，領域別知能を測定する視点を知能検査に取り入れた．これにより，全般的な知的能力だけでなく，個人において得意な能力と苦手な能力の差を知ることも可能になった．

　Wechslerは初版の開発当初，言語性IQ（知能指数），動作性IQという概念を用いて，領域別知能を測定しようと試みていた．しかし，その後の因子分析研究により，4つの指標得点（IQと同様に100を平均，15を1標準偏差とした得点で，群指数とも呼ばれる）を用いることになった[13]．

　なお，米国で最も近年に出版されたウェクスラー式知能検査では，5つの指標得点により，

主な領域別知能が測定されている．

WISC-IV

ウェクスラー式知能検査は，対象年齢別に分かれている．未就学児用は，Wechsler Preschool and Primary Scale of Intelligence（WPPSI），小中学生用はWechsler Intelligence Scale for Children（WISC），成人用はWechsler Adult Intelligence Scale（WAIS）であり，2歳6か月〜90歳11か月までの人に対して，いずれかの検査を用いることで，知能検査が可能である．

2019年現在，米国ではWISCは第5版，WPPSIとWAISは第4版が最新版である．日本語版は，WISCとWAISが第4版，WPPSIは第3版が最新版である．ここでは，対象年齢から，神経発達症のアセスメントに最もよく用いられているWISCの第4版（WISC-IV）に関して説明する．

日本語版WISC-IVは，2011年に公表された．対象年齢は5歳0か月〜16歳11か月であり，15の下位検査で構成されている．このうち，10の主な下位検査の結果を用いて，4つの指標得点（言語理解指標，知覚推理指標，ワーキングメモリー指標，処理速度指標）と，全検査IQ（full scale IQ：FSIQ）を算出し，全般的な知能と能力のバランスを検討することができる（図

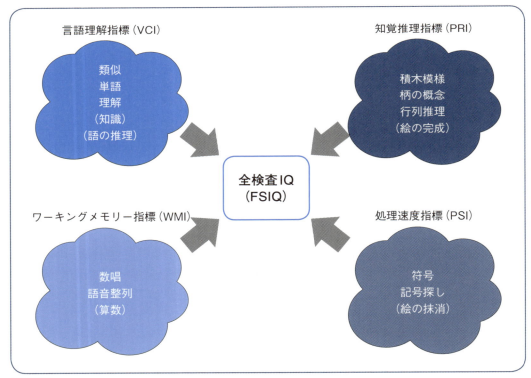

図2　WISC-IVの枠組み
10の下位検査を用いて，4つの指標得点と全検査IQを算出する．全般的な知能，およびバランスを評価できる．

2）．以下では，領域ごとに測定されている能力に関して説明する．

◇言語理解指標（VCI）

言語理解指標（verbal comprehension index：VCI）は，全般的な言語能力および言語発達の状態の指標である．結晶性能力を表す指標でもあることから，過去の経験や知識が反映される．

主に言語概念形成や言語推理の能力が反映されるが，双方向性のコミュニケーション能力をみているわけではない．したがって，VCIが高いからといって，コミュニケーションや社会性が高いわけではないことに留意する必要がある．

各下位検査で測定されている能力とその測定方法は，以下のとおりである．

- 類似：言語的概念の理解・表現能力を測定することが目的である．被検査者は，2つの言葉の関係性を推理し，表現する．
- 単語：言葉に関する知識の表現力を測ることが目的である．単語の意味を説明する．
- 理解：社会的常識の理解やその表現能力を測定することが目的である．日常の社会での生活に関する質問に答える．
- 知識：一般的な知識量を測定することが目的である．さまざまな分野の知識問題に答える．
- 語の推理：言語に関する推理能力を測定することが目的である．順に与えられるヒントから，検査者が考えている概念を特定する

これらの下位検査のうち，「類似」「単語」「理解」が基本下位検査であり，指標得点の算出に用いられる．

このうち，「理解」は言語能力だけでなく，社会的常識や日常生活での問題対処方法の理解も，得点に強く影響する．

また，口頭で与えられる問題を保持しつつ考える必要があるため，後述する「ワーキングメモリー」の能力の低さが，「言語理解」指標得点に否定的な影響を及ぼすことがある．

◇知覚推理指標（PRI）

知覚推理指標（perceptual reasoning index：PRI）は，流動性推理，空間処理，視覚−運動の統合能力を示し，以下の下位検査で測定される．

- 積木模様：抽象的な視覚・空間情報を分析して統合する力や，目で見た情報を自分の手で再現する力の測定が目的である．被検査者は，絵で示された模様と同じ模様を，時間内に積木で作る．
- 絵の概念：与えられた視覚的情報の共通部分を見出す力を測ることが目的である．複数の段に分けて並べられた絵のなかから，互いに関係のある絵の組み合わせを選ぶ．
- 行列推理：視覚的な推理力やパターンを認知する力を測ることが目的である．並べられた複数枚の図を見て，並べ方のパターンを推測し，抜けている場所に当てはまる図を選ぶ．
- 絵の完成：視覚的弁別能力や，細かいところに注目を向ける能力を測定することが目的である．提示された絵のなかで抜けている部分を特定する．

知覚推理の指標得点は，上記のうち「積木模様」「絵の概念」「行列推理」の3つの下位検査の結果を用いて求める．
　「積木模様」は視知覚がかかわる下位検査であり，視覚優位性の観点や構成力といった観点から認知プロフィールを調べる際には，この下位検査に着目することは重要である．
　「絵の概念」では，モノの機能や関連情報に着目できず，外見のみから物事を判断する傾向がある場合には，視覚認知能力が高くても，得点が低くなることがある．
　いずれの下位検査も，視覚認知とその他の能力のバランスに留意しながら，結果を解釈することが重要である．

◇ワーキングメモリー指標（WMI）

　ワーキングメモリー（作動記憶）指標（working memory index：WMI）は，情報の保持・操作能力を示している．ワーキングメモリーは以下の下位検査で測定されるが，これらの得点には，注意，集中，遂行機能なども関係する．

- 数唱：聴覚情報の短期記憶力や保持・操作能力を測定することが目的である．被検査者は，口頭で提示された数字をそのまま，あるいは逆の順番で繰り返す．
- 語音整列：聴覚情報の並行処理能力を測ることが目的である．耳で聞いた平仮名と数字を，五十音順，および大きさ順に並べ直す．
- 算数：有意味情報の短期記憶力を測定することが目的である．口頭で与えられた算数の問題を，頭のなかだけで解く．

　上記のうち，「数唱」「語音整列」が基本下位検査である．
　これらの検査は，聴覚性の記憶能力を測定しているため，結果に視覚性記憶能力が反映されないことに留意すべきである．また，課題の遂行に注意集中力を要するので，落ち着きのなさや不注意があると，評価結果が低くなる．
　「数唱」は，シンプルな聴覚性のワーキングメモリーを反映している．その一方で，「語音整列」は「全体をまとめて要点を覚えるのが得意」といった，分割したものをまとめあげる同時処理能力と深い関係がある．5～6歳の低い年齢では，そもそも並べ替えのルールを理解できないことがあるため，得点の解釈には注意を要する．
　ワーキングメモリー指標の低さは前述のように，「言語理解」の下位検査の結果にも影響を及ぼす可能性がある．また，「知覚推理」の下位検査との成績の差異から，情報処理が視覚優位であるか聴覚優位であるかという観点での評価も可能である．

◇処理速度指標（PSI）

　処理速度指標（processing speed index：PSI）とは，視覚情報を素早く正確に取り入れ，処理する能力を示す．この領域の下位検査の得点には，視覚性短期記憶，注意，目と手の協調運動も関係する．以下の下位検査で測定される．

- 符号：視覚的な処理速度と処理効率を測定することが目的である．被検査者は，制限時間内に数と図形の対応を探し，その図形を素早く記録する．

- 記号探し：視覚的抽象的情報の判別速度を測定することが目的である．制限時間内に左側に示された記号が，右側の記号グループに入っているかどうかを判断する．
- 絵の抹消：視覚的な処理速度を測定することが目的である．制限時間内にランダムに並べられた絵から，特定の絵を探して抹消する．

これらのうち，「符号」「記号探し」が基本下位検査である．

「符号」は，見たものを素早く書き写す作業であり，視覚的短期記憶や目と手の協調運動といった能力がかかわっていて，学校場面では板書能力に影響する．「記号探し」は記号を厳密に弁別する能力が求められ，ミスの多少が結果に影響する．いずれの下位検査も，手先の不器用さや注意力の低さがある場合，得点の低下につながる．

「絵の抹消」は，主に視覚的処理速度を測定している補助検査であるが，課題実行方略に遂行機能が反映されやすいほか，こだわりや完璧主義などの傾向も課題遂行に影響を与える場合があり，これらの特性によって得点が左右されることが少なくない．したがって，行動の質的評価が重要である．

◇**全検査IQ（FSIQ）と各指標得点**

全検査IQ（FSIQ），指標得点はともに，平均100±15を1標準偏差としており，2標準偏差未満，つまり70未満が「非常に低い」と判断される．全検査IQ70未満は，知的能力障害の判定基準の1つとして用いられることが多い．

図3にWISC-IVの正規分布曲線を示すが，合成得点（全検査IQおよび4つの指標得点）は

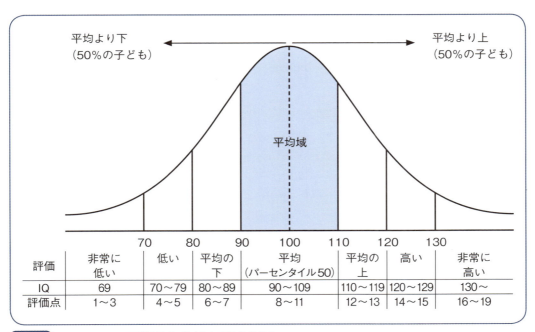

図3 WISC-IVの正規分布曲線と記述分類

表5 ウェクスラー式知能検査のメリット・デメリット

メリット	デメリット
・多くの専門職の間で結果を共有しやすい． ・経過観察を行ううえで，結果の変化を解釈しやすい．	・一定以上の指示理解力がないと，知能が正しく測定できない． ・検査時間が長い． ・実施には専門的なトレーニングを要する．

すべてこの分布に基づき，個人間差の観点で解釈する．また，パーセンタイル(percentile)順位(同じ年齢の子どもが100人いる場合，その子の順位が後ろから数えて何番目になるかを示す)や，信頼区間(検査環境や本人の状態の影響を除いたうえでの真の得点と考えられる範囲)も算出可能であり，これらの値も解釈の際に用いることができる．

メリットとデメリット

ウェクスラー式知能検査は，5～16歳では，日本で現在最もよく使われている知能検査であり，医療と教育の多くの専門職の間で結果を共有しやすい．また，年齢に関係なく，同一の課題で知能測定を行うことから，経過観察のために繰り返し用いる場合には，結果の変化を解釈しやすい(ただし，検査同士の期間は最低でも1年以上開けることが推奨される)．

一方で，課題の指示が複雑なものもあるため，一定以上の指示理解能力がない場合，知能が正しく測定できないこともある．また，検査全体にかかる時間が比較的長く，同一の課題に継続して取り組む必要があるため，集中力が低く飽きっぽい場合も，正しい結果が出にくいという面もある．

なお，検査の実施は誰にでも可能というわけではなく，特に言語理解領域の下位検査の正確な実施には，専門的なトレーニングが必須である．ウェクスラー式知能検査のメリット・デメリットを表5に示す．

KABC-II

K-ABC(Kaufman Assessment Battery for Children)は，米国で1983年，Kaufman博士夫妻(Alan S. KaufmanとNadeen L. Kaufman)によって，障害のある子どもや多様な文化的背景をもつ子どもに対して公平かつ，検査結果を教育的働きかけに結びつけやすい検査を目指して開発された．

特徴

K-ABCの大きな特徴は，①脳の認知処理過程に注目したAlexander Luriaの理論に基づいて認知能力を概念化していること，②認知能力に加えて学習による習得度が測定可能であること，の2つである．算数や読み書きなどで困難さを示す子ども，すなわち学力に関するスキル

の習得度が低いと考えられる子どもでは，情報を処理する認知処理能力を，習得度（例：語彙，算数）と分けて測定することが望ましいというのが，Kaufman夫妻の考え（カウフマンモデル）である[14]．

K-ABCの改訂

2004年，K-ABCが改訂されKABC-IIが発表された．それを受けて2013年，日本版KABC-II制作委員会によって日本語版KABC-IIが発表された．

KABC-IIは，カウフマンモデルに加え，CHC（キャッテル・ホーン・キャロル）理論の観点も取り入れて開発されており，検査結果を2つの異なる観点から解釈できる．さらに，測定可能な認知能力の種類（尺度）も，継次処理と同時処理の2種類から，計画能力と学習能力を加えた4種類の尺度となった．

KABC-IIの適応年齢は2歳6か月〜18歳11か月であり，認知尺度と習得尺度に関して，合

表6　KABC-IIの下位検査

尺度	下位尺度	下位検査
認知尺度	継次（処理）尺度	手の動き 数唱 語の配列
	同時（処理）尺度	顔さがし 絵の統合 模様の構成 近道さがし
	学習尺度	語の学習 語の学習遅延
	計画尺度	パターン推理 物語の完成
習得尺度	語彙尺度	表現語彙 なぞなぞ 理解語彙
	算数尺度	数的推論 計算
	読み尺度および書き尺度	言葉の読み 言葉の書き 文の理解 文の構成

計20の下位検査で構成されている（表6）．

認知尺度

KABC-IIで測定可能な認知能力（認知尺度）の下位尺度および下位検査は，以下のとおりである．

◇継次処理尺度

「継次処理」能力とは，複数の情報を1つずつ順番に処理する力でのことである．CHC理論の短期記憶能力（Gsm）とも対応している．この能力は，以下の3つの課題で測定される．

- 手の動き：一連の手の動きを見て，同じ順番で行う．
- 数唱：いくつかの一桁の数字を耳で聞いて，同じ順番で繰り返す．
- 語の配列：1枚の絵を見て，そのなかにあるものを，検査者が言った順番で指す．

「手の動き」は目で見た情報の，「数唱」は耳で聞いた情報の継次処理能力を測定する．「語の配列」は，耳で聞いた情報を視覚情報に置き換える際の継次処理能力を測定している．なお，「数唱」はWISC-IVにも同じ課題がある．

◇同時処理尺度

「同時処理」能力とは，同時に示された複数の情報を用いて問題解決を行う力のことである．主に，視覚刺激に対する記憶・分析力，および視覚情報の統合能力と関係しているため，CHC理論の視覚処理能力（Gv）と対応している．この能力は，4つの課題で測定される．

- 顔さがし：1人または2人の人物の顔写真を数秒間見た後，別ページにある複数の写真のなかから，同じ人物を見つける．
- 絵の統合：一部が欠けている影絵を見て，何の絵であるかを推測する．
- 模様の構成：黄色と青の三角形を複数枚用いて，絵で示された「模様」と同じ模様を作る．
- 近道さがし：格子でできた障害物がある庭のような図を見て，おもちゃの犬をスタート地点から骨まで動かす最短ルートを探す．

「顔さがし」は視覚記憶力，「絵の統合」は視覚情報統合能力およびパターン認識能力，「模様の構成」は図形の方向や位置などの空間的な視覚情報の認識および再現能力，「近道探し」は空間内を正しく進む道筋を素早く見つける力を測る．

なお，CHC理論で解釈を行う際には，「絵の統合」の点数は用いない．

◇学習尺度

「学習」能力は，情報に注意を向け，記憶し，必要な時に取り出す力である．情報を「長い間」覚えておき，記憶として定着させる能力，すなわちCHC理論の長期記憶力（Glr）でもあり，勉強・研究活動・仕事で新しいアイデアを生み出す際に，極めて大切な能力である．KABC-IIでは以下の課題で測定されている．

- 語の学習：カテゴリーの異なる絵（例：魚，植物）につけられた無意味な名前（日本語として意味をなさない名前）を覚え，次のページで，その名前に対応した絵を指す．
- 語の学習遅延：「語の学習」の15〜25分後に，もう一度同じ絵を見せ，最初に覚えた名前に対応した絵を指す．

　この2つの課題は，「学習」能力のなかでも特に，目で見た概念と言葉を対応させて記憶する力，またその情報を長時間保持する力を測定している．この力は，新しい言葉を学習していく際に，特に重要であると考えられている．

◇計画尺度

　「計画」能力とは，入手した情報を用いて仮説や計画を立て，さらにそれらに基づいて行動を決定・調整する能力のことである．CHC理論では，流動性推論能力（Gf）と対応している．2つの課題で測る．
- パターン推理：並べられた複数枚の図からパターンを推測し，抜けている箇所に当てはまる図を選ぶ．
- 物語の完成：何枚かの絵でできた物語を見て，物語を完成させるために必要な絵を選んで，抜けている場所に入れる．

　この2つの課題はどちらも，与えられた情報のなかのパターンや流れ，共通する特徴を推測する力を測っている．「パターン推理」は単純な視覚情報からパターンを発見する力，「物語の完成」は状況や文脈を読み取る力をみているといえる．

習得尺度

　KABC-IIでは，認知能力とは別に，学習に関連したスキルや知識の獲得度合い（習得尺度）を測定することも可能である．習得尺度の下位尺度および下位検査に関して簡単に説明する．

◇語彙尺度

　語彙に関する力，すなわちその意味の理解および表現力を測る．得点は，以下の3つの下位検査の総合得点から算出する．
・表現語彙：絵や写真で示されたモノの名前を答える．
・なぞなぞ：検査者が説明したモノや概念が何であるかを推測し，答えの絵を指差すか，単語で回答する．
・理解語彙：検査者が読み上げた単語に対応する絵を選択する．

◇算数尺度

　計算力や数的処理能力を測る．2つの下位検査で算出する．
- 数的推論：絵を見ながら，検査者が読み上げるさまざまな問題（例：数の大小，四捨五入，微積分）に答える．

表7 KABC-IIのメリット・デメリット

メリット	デメリット
・WISC-IVに次いでよく使われている． ・多くの専門職の間で結果を共有しやすい． ・経過観察を行ううえで，結果の変化を解釈しやすい． ・認知能力と学習の習得度を，直接比較できる．	・一定以上の指示理解力がないと，知能が正しく測定できない． ・検査時間が長い． ・専門的なトレーニングを要する．

- 計算：シート上にある，加減乗除をはじめとするさまざまな計算問題を解く．

◇読み尺度

　文字を正しく読む力，および文や文章の読解力を測る．2つの下位検査で算出する．
- 言葉の読み：提示されたひらがな，カタカナ，漢字を声に出して読む．
- 文の理解：問題文を読んで，そのとおりの動作を行う．後半では，問題文を読み，口頭で回答する．

◇書き尺度

　文字や文を正しく書く力を測る．2つの下位検査で構成される．
- 言葉の書き：指示どおりのひらがな，カタカナ，漢字を書く．
- 文の構成：シートに提示された特定の言葉を用いて，文を作成する．

メリットとデメリット

　KABC-IIは，小学生以上に対しては，日本ではWISC-IVに次いでよく使われている認知検査であろう．年齢に関係なく同一の課題を用いること，検査にはある程度の時間がかかることなどから，ウェクスラー式知能検査とKABC-IIは共通した長所と限界をもっている．

　KABC-IIの独自の長所としては，認知能力と学習の習得度を直接比較できる，というものがある．

　ただしKABC-IIは，ウェクスラー式知能検査とは一部異なる能力を測定している．流動性推理能力，視覚処理能力，短期記憶力に関しては，KABC-II，ウェクスラー式知能検査のどちらでも測定されるが，KABC-IIでは，長期記憶力は指標の一部に組み込まれているものの，言語理解能力と処理速度は測定されない．この違いは，知能検査の選択や，報告書の解釈の際に理解しておくべき重要な違いであるといえる．

　なお，KABC-IIも，実施には専門的トレーニングが必要である．表7にKABC-IIのメリット・デメリットを示す．

第4章に関する文献

1) 伊藤大幸, 松本かおり：医療・福祉機関におけるアセスメントツールの利用実態に関する調査. 辻井正次（監）：発達障害児者支援とアセスメントのガイドライン. 金子書房, 2014, p2-16.
2) Jensen AR: Spearman's hypothesis. In: Collis JM, Messick S (Eds): Intelligence and personality; Bridging the gap in theory and measurement. Lawrence Erlbaum Associates Publishers, 2001, p3-24.
3) 染木史緒：知能検査・発達検査【総括】. 辻井正次（監）：発達障害児者支援とアセスメントのガイドライン. 金子書房, 2014, p114-117.
4) Cattell RB: Theory of fluid and crystallized intelligence: A critical experiment. Journal of educational psychology 1963; 54(1): 1-22.
5) Horn JL: Fluid and crystallized intelligence: A factor analytic and developmental study of the structure among primary mental abilities. Unpublished doctoral dissertation, University of Illinois, Champaign, 1965.
6) Carroll JB: Human cognitive abilities: A survey of factor-analytic studies. Cambridge University Press, 1993.
7) Cattell-Horn-Carroll CHC (Gf-Gc) Theory: Past, Present & Future
http://www.iapsych.com/CHCPP/CHCPP.HTML
8) Gardner H: Frames of mind: The theory of multiple intelligences. Basic Books, 1983.
9) 目澤秀俊, 橋本圭司, 宮尾益知, 他：新版K式発達検査とDenver発達スクリーニング検査Ⅱの比較. 日本小児科学会雑誌 2014; 118: 487-493.
10) 清水里美：新版K式発達検査. 辻井正次（監）：発達障害児者支援とアセスメントのガイドライン. 金子書房, 2014, p87-90.
11) 竹厚　誠：セラピストによる実践（発達心理検査）. 宮尾益知・橋本圭司（編著）：発達障害のリハビリテーション；多職種アプローチの実際. 医学書院, 2017, p197-207.
12) 井上菜穂：田中ビネー知能検査. 辻井正次（監）：発達障害児者支援とアセスメントのガイドライン. 金子書房, 2014, p83-86.
13) 岡田　智：ウェクスラー式知能検査. 辻井正次（監）：発達障害児者支援とアセスメントのガイドライン. 金子書房, 2014, p78-82.
14) 石隈利紀：K-ABC. 辻井正次（監）：発達障害児者支援とアセスメントのガイドライン. 金子書房, 2014, p96-103.
15) 青木瑛佳：連載：認知テストって何？（第4回）認知テスト／知能検査で何が分かるか(2). レデックス.
https://www.ledex.co.jp/mailmag/20161118　（2019/4/29閲覧）

発達検査・知能検査中の行動観察

　発達検査や知能検査では，能力の質的な評価を行うため，得点を算出するだけでなく，検査中の行動を観察し，記録しておくことが大切である．ここでは，どのような点に着目して観察を行うとよいかを簡単に紹介する．

　まず，検査室への入室時の状況に注目しよう．「同伴家族とすんなり離れて検査室に入ることができたか」「検査前に，検査者にあいさつをしたり，簡単な会話を行えたか」「身体の調子には問題がなさそうか」「過度な緊張や不安，落ち着きのなさはないか」などを観察して，検査に取り組む準備ができていたかを確認する．

　次に，課題への取り組み方を観察する．「課題に最後まで集中して取り組めていたか」「途中で飽きてしまったり，部屋の中の別のものに気をとられるようなことがなかったか」「課題への回答を十分に考えて行っていたか」「回答までの時間が異常に短かったり，"わかりません"を連発していなかったか，また逆に，各問題に異常に時間をかけようとする様子はなかったか」「異なる課題で取り組み方に差はなかったか」「難しい課題にはどのように取り組んでいたか」「果敢に正答にたどり着こうとしていたか，あるいは諦めがちであったか」などを観察しよう．集中の度合いや取り組み方を詳細に観察することは，被検査者の普段の学習や仕事への取り組み方を推測するためだけでなく，検査の得点が本人の能力を正しく反映しているかを解釈するにあたって，非常に大切である．

　検査中の感情や気分も，大切な観察事項である．「全体的に落ち着いて，一定した気分であったか」「課題の出来に対して激しく落ち込んだりイライラして，次の課題の取り組みに支障をきたさなかったか」「検査者に対して反抗的な態度や，逆に過度に従順な態度を示さなかったか」などは，検査結果自体への影響があまりない場合もあるが，検査後の支援計画を立てる際には重要な情報となる．

　検査中の行動観察では，被検査者の言語機能に関しても情報を得られる．「そもそも課題を正しく理解できていたか」は，練習課題を行っている間から観察でき，正しく理解できていない可能性があれば，その下位検査の結果の妥当性を疑ったほうがよい．言語表出に関しても，検査中の行動からわかることが多い．「声の大きさ，話す速度，抑揚はどうだったか」「何かを説明するときは簡潔かつ端的に説明したか，あるいは詳細かつ長々と説明したか」「用いている語彙や文法は年齢相応だったか」などを観察する．話し方は各神経発達症の特徴が現れやすい．ぜひ十分に観察してほしい．

　最後に，運動機能や身体の使い方に関しても，注目すべきである．「移動時の歩き方はどうか」「検査中はどのような姿勢だったか」「検査道具の扱い方はどうだったか」などを観察する．筆記を要する課題では，鉛筆の持ち方や力のコントロールなども確認する．運動機能自体はDCD（5章参照）以外の診断基準には含まれないが，学習や行動の問題と関連が深いことも多いため，十分な観察が適切な支援計画につながる．

　検査用紙に観察項目が記載されていることはあるとはいえ，知能検査・発達検査中の行動観察の方法にマニュアルはない．つまり，何に着目し，どのように記録するかは検査者次第である．実際に検査を行う人は，被検査者の理解と支援計画の作成に検査を最大限に生かすため，さまざまな観点から検査中の行動観察を行い，記録をとっておくことを強くお勧めしたい．

第5章

各神経発達症の サインと判定法

本章のPoint

- 神経発達症のスクリーニング，判定，症状アセスメントにはさまざまなツールがあるが，本章では各疾患・障害に対する代表的なツールについて解説する．
- それぞれの疾患・障害に関するポイントについては，各節冒頭を参照のこと．

本章では，神経発達症のうち，臨床現場で特にみることの多い代表的な障害のサインと判定法を説明する．具体的には，知的能力障害（ID），自閉スペクトラム症（ASD），注意欠如・多動症（ADHD），限局性学習症（SLD），発達性協調運動症（DCD）の5つの疾患に関して，障害の発見場面，年齢別の症状の現れ方，障害の判定方法，そして各障害のスクリーニング・判定や症状のアセスメントに有用な検査ツールを解説する．

　なお，入手できるすべての検査ツールを網羅することは，この本の主旨ではないので行わず，代表的な検査ツールの簡単な紹介にとどめている．紹介した各検査ツールの具体的な質問項目や実施方法，信頼性や妥当性などの質にかかわる詳細な情報は，各検査のマニュアルや関連する文献を参照してほしい．

知的能力障害（ID）のサインと判定法

本節のPoint

- 知的能力障害（ID）は，①全般的な知的能力の低さ，②日常生活活動の機能的困難さ，を特徴とし，他の神経発達症と同様，幼少期から困難さがはっきりするようになるが，特に重度の場合，乳幼児期から発達の遅れが顕著に現れる．
- IDの判定には，知的能力と適応機能の発達程度の両方を測定する必要がある．
- ウェクスラー式知能検査などによって得られた知能指数の結果を解釈する際には，被検査者の検査中の集中力，指示理解の度合い，運動機能など，他の要因が影響していることを考慮する必要がある．
- 適応機能の発達水準を同年齢他者と比較する標準化された検査として，Vineland-IIがある．

　知的能力障害（intellectual disability：ID）は，「知的障害」のDSM-5[1]における診断名であり，①全般的な知的能力の低さ（認知機能の低さ），②日常生活活動の機能的困難さ，が特徴となっている障害である．

　本節ではまず，IDの特徴が実際の生活上でどう現れるかを例示する．その後，具体的なIDの判定法について説明する．

●● IDの診断基準と特徴の現れ方

　IDは，DSM-IVまでは，発達障害とは異なる枠組みの精神疾患とされていたが，DSM-5では，他の発達障害とともに，神経発達症の1つとして位置づけられている（表1）．

障害の発見

　IDは，全般的な知能の遅れが特徴であるため，発達の極めて早期に発見されることが多い．

表1　日本語版DSM-5における知的能力障害（ID）の診断基準

臨床的評価および個別化・標準化された知能検査によって確かめられる，論理的思考，問題解決，計画，抽象的思考，判断，学校での学習，および経験からの学習など，知的機能の欠陥

個人の自立や社会的責任において発達的および社会分化的な水準を満たすことができなくなるという適応機能の欠如．継続的な支援がなければ，適応上の欠陥は，家庭，学校，職場，および地域といった多岐にわたる環境において，コミュニケーション，社会参加，および自立した生活といった複数の日常生活活動における機能を限定する．

知的および適応の欠陥は，発達期の間に発症する．

（日本精神神経学会監修，高橋三郎，大野　裕監訳：DSM-5 精神疾患の分類と診断の手引．医学書院，2014，p17-22．を改変して引用）

◇**重度の場合**

　特に重度のIDは，遺伝的疾患，胎児期の異常，周産期トラブルによって生じ，また他の身体的疾患（例：視力障害，呼吸器障害）や，脳神経的異常（例：水頭症，脳性麻痺）を合併している場合も多い[2]．出産直後に保護者に発達上のリスクが伝えられ，その時点から，医療的な支援を含むさまざまな支援が開始されることが少なくない．

　また，上記の要因が特に該当しない場合であっても，原始的反射の消失，外界刺激への反応，頸の据わり，寝返りなど，発達の極初期における機能の獲得が遅れるため，乳児期の健診で発見されることもある．

◇**軽度の場合**

　一方，比較的軽度のIDは，1歳6か月健診や3歳児健診など，後期の乳幼児健診で発見されることが多い．特に，1歳6か月時点で歩行・発語の兆候がない場合は，発達の全体的な遅れが疑われ，IDである可能性も高いので，詳細な検査や支援が必要である．

　障害が軽度の場合，特に気性が穏やかで，保護者が育てやすく，かつ保育園・幼稚園での教育的負荷が小さかった場合，就学直前まで気づかれず，就学時健診時に初めて発見される場合もある．この場合，限局性学習症（SLD）との鑑別のために，日常生活活動の機能発達の程度に着目することが大切である．

日常生活活動における困難さ

　IDの診断基準の1つに，「適応の欠陥」がある．これは知的能力の低さが，衣食住にかかわる身の回りの管理，他者とのコミュニケーション，社会生活上のルールの理解などの日常生活活動を妨げていることを示す．

　例えば，幼少期では主に，食事，衣類の着脱，入浴・洗顔・歯磨き，排泄に関するスキルの獲得が，顕著に遅れやすい．そのため，保育園や幼稚園では，職員の個別支援が必要になることが多い．

　また，他者の言葉の理解や，自己表現などのコミュニケーション能力，また問題解決能力も，

年齢相応より低いことが多く，友人関係に支障をきたすこともある．さらに，指示や社会的ルールの理解力が低く，場面適応に必要なことができず，支援を要することが多い．

　成長し，療育や特別支援教育などを受けるに従って，できることも増えてくる．しかし，軽度のIDであっても，読み書きや計算は困難だったり，非常に時間がかかったりするうえ，複雑なルールが理解できず，金銭管理，交通機関の利用，公的書類の記入・提出などに支援が必要となることもある．なお，成人になるまでに獲得可能なスキルは，障害の程度によってさまざまである．

学業生活と就労

◇学業

　障害の定義上，思考・学習に関する能力が低いため，定型発達児と同一の学習目標・学習環境で教育を受けることには無理がある．そのため，学業に関しては多くの場合，特別な支援を必要とする．

　重度の場合，通常学級の生徒とは別の教育カリキュラムで教育を受ける必要があり，基本的には特別支援学級・学校で教育を受ける．軽度の場合は，通常学級に所属したまま，通級による指導を利用しているケースも多い．

　いずれの場合であっても，地区の学校および教育委員会は，就学前，また中学・高校への進学時に，保護者と話し合う機会を設け，保護者や本人の希望，地区のリソース（教育的資源）を考慮に入れつつ，個人に応じた最適な教育環境を決定していく必要がある．

　また，それほど頻繁なケースではないが，たとえ就学時健診で発見されなかった場合でも，就学後の学校生活の場面で，授業に極端についていけず，かつそれ以外の場面でも，ルールの理解・身の回りの管理・対人関係に全般的な困難さがみられている場合，IDの可能性が否定できない．このようなケースでは，詳細な検査を行い，適切な支援計画を立てて実行することが推奨される．

　なお，高校または特別支援学校高等部卒業後の進路は，在学時のうちに考えておく必要があるだろう．

◇就労

　IDの成人も，重度でない場合は就労が可能な場合が多い．実際，知的障害者は他の障害者よりも，継続的な就労ができる可能性がある．というのも多くの場合で，1つの勤務地に毎日欠かさずに行くことができる強み，出勤状況が安定しているという強みがあるからである．

　毎日職場に通って，一定程度の成果を出し続けることができる知的障害者は，大きな可能性を秘めている[3]．一方で，合理的配慮（障害者が勤労・学習などをとおして社会参加をする際に，障害がない他者に近い参加ができるよう，サポートをする側の過度な負担にならない程度に，環境調整や支援が提供されること）が必要となりやすいため，各企業・機関の障害者雇用枠を利用するか，福祉的就労を利用している場合が多い．

　また，自分のできる範囲で仕事をしていることが少なくないものの，一般的には複雑なルールや手続きに従うのが苦手であることから，単純作業の繰り返しでできるタスクを与えられた

場合に，うまくこなせていることが多い．

IDの判定

　DSM-5に基づいたIDおよびその重症度の正確な判定には，全般的な知的能力，および適応機能の発達程度を測定する必要がある．以下に判定方法を紹介する．

全般的な知的能力の測定

　知能検査は，標準化された個別実施可能な検査を用いて行う．現在日本で知能指数を特定するために用いられている代表的な知能検査は，ウェクスラー式知能検査(41頁参照)と田中ビネー知能検査V(40頁参照)である．

◇各知能検査の特徴

　第4章でも述べたように，ウェクスラー式知能検査は田中ビネー知能検査Vと異なり，領域別の得点を出すことができるという長所があるものの，課題が発達段階別に分けられておらず，発達年齢によっては，課題を理解することに支障が出る可能性がある．したがって，重度のIDが疑われる場合は，田中ビネー知能検査Vを用いたほうが，正確な結果が出ることが多いと考えられる．

　また，幼児の発達検査で頻繁に用いられている新版K式発達検査2001(38頁参照)は，被検査者の年齢および実施課題次第で，発達指数(developmental quotient：DQ)に運動発達の程度も反映されるので，知能指数の指標として用いる際には，注意が必要である．

◇知能以外の要因が影響する可能性に注意

　知能検査の結果から知的能力を推定するわけであるが，検査から得られた知能指数は，必ずしも被検査者の知能を反映しているとは限らない．数値が低い場合，他の要因が影響していることもある．

　例えば，検査中の課題に対する集中力や取り組み方は，結果に大きな影響を与える．特に，課題に気持ちを向けることができていなかったり，難しい問題に当たってやる気が削がれてしまうといった場合は，得点が実際の能力よりも低く出ることが多い．

　また，指示理解の度合いも，結果解釈の際には考慮に入れる必要がある．言語理解や短期記憶に困難さがある場合，それらを測定していない課題(例：視覚認知能力を測定する課題)でも，そもそも何をすればよいかがわからず，得点に結びつかないことがある．

　さらに，運動機能，特に姿勢保持や運筆力なども，検査結果に影響を与えることがわかっていて[4]，実際，未就学児用ウェクスラー検査(WPPSI)では，最新の第4版を出す際に，処理速度に関する課題の1つについて，鉛筆ではなくスタンプを用いるように改良されている．特に，染色体異常や器質的脳障害などの明らかな原因があることが多い中等度以上のIDでは，巧緻運動・協調運動障害，運動麻痺，行動異常，てんかんなどを高率に合併している割合が高くなる[2]．このような運動障害を併発しているID疑いのある児の検査の際には，その影響の

見極めが大切になる．

　知能検査の結果を解釈する際には，さまざまな影響要因を考慮に入れて，被検査者の真の知的能力を，臨床的洞察をもとに推定すべきである．そのうえで，真の知的能力が標準値より著しく低いと評価された場合（例：IQ70以下）に初めて，IDの診断基準を満たすと考えることができる．

◇**認知プロフィールに注目する**

　知能検査の際，特に他の障害を合併している可能性を考えると，全般的な知能指数だけでなく，各能力間のバランス，すなわち認知プロフィールも確認することが大切である．

　単発のIDの場合，各指標得点にそれほど差がみられず，フラットに近い状態のプロフィールとなることが多い．つまり，認知機能における偏りは少ないといえる．

　そのため，ほとんどの検査の得点が比較的一定であるなかで，一部に突出して高い得点がみられた場合には，学習効果や生活環境が影響している可能性が高い．また逆に，極端に低い得点が1つの領域でみられた場合には，もともともっている別の発達的特性や遺伝的背景，脳器質性障害の存在などを疑う必要がある．

適応行動の検査

　適応機能は，保護者および本人からの聞き取りで得られた情報から評価することが可能であるが，客観的で正確な評価を行うためには，系統的な情報収集を行ったうえで，適応機能の発達水準を同年齢他者と比較して評価することが望ましい．そのような評価が可能な標準化された検査として，Vineland-II 適応行動尺度（Vineland-II）がある．

表2　Vineland-IIで測定できる4つの適応行動領域

領域	下位領域
コミュニケーション	受容言語（話をする他者に対する注意の向け方，指示や会話の内容理解） 表出言語（会話での言語表現） 読み書き（文字－言葉の対応の理解，読字・読解および書字・作文）
日常生活スキル	身辺自立（衣食，排泄，衛生・健康面の管理など） 家事（料理，洗濯，掃除など） 地域生活（日時の理解，金銭管理，電話やコンピュータの利用，交通機関の使用など）
社会性	対人関係（他者とのやりとり全般） 遊びと余暇（遊び方，スポーツやゲームへの理解・参加など） コーピングスキル（感情コントロール，他者への配慮など）
運動スキル	粗大運動（身体全体の使い方） 微細運動（手先の使い方）

◇ Vineland-II 適応行動尺度

　Vineland-IIは，Sparrowらによって2006年に開発された半構造化面接法をベースとした適応機能の検査であり，日本語版は黒田美保らによって，2014年に翻訳・作成された．評価対象範囲は0～92歳であり，保護者などの対象者をよく知っている他者への面接をとおして評価を行う．

　面接では，具体的なスキルに関して尋ね，回答者が挙げた実際の例に基づいて，各質問項目の通過・不通過を決定し，得点化していく．Vineland-IIは，①コミュニケーション，②日常生活スキル，③社会性，④運動スキル，の4つの適応行動領域の発達水準を測定することができ，さらに各領域内の下位領域得点も算出できる（表2）．

　領域得点は標準得点（平均100点，標準偏差15点），下位領域得点はv評価点（平均10点，標準偏差3点）で算出される．また，下位領域ごとの発達年齢も推定できる．

　日本語版Vineland-IIは，2019年現在，日本文化科学社，千葉テストセンターのウェブサイトなどから購入できる．

　Vineland-IIの実施は，心理や福祉の専門家で面接経験があれば比較的簡単ではあるが，質問項目の決定の仕方などに関して独特の実施手順があるため，スムーズに実施するには，研修を受けておくことが望ましい．

＊　＊　＊

　IDは現在，神経発達症の1つとして分類されている．他の神経発達症と同様に，幼少期から困難さがはっきりするようになるが，特に重度の場合，乳幼児期から発達の遅れが顕著に現れる．

　IDは，知的機能と適応機能の両者の低さが特徴であることから，困難さは日常生活活動全般にわたることが多く，学業や就労に関して支援や配慮が必須となる．

　IDの判定には，適切な標準化された個別施行の知能検査，および客観的な適応機能の評価が必要不可欠である．

「知的能力障害（ID）のサインと判定法」に関する文献

1) 日本精神神経学会監修，高橋三郎，大野　裕監訳：DSM-5　精神疾患の分類と診断の手引．医学書院，2014．
2) 石塚丈広：知的能力障害（精神遅滞）．伊藤利之（監）：こどものリハビリテーション医学　発達支援と療養　第3版．医学書院，2017，p196-201．
3) 鈴木慶太：発達障害の就労移行支援事業．宮尾益知・橋本圭司（編著）：発達障害のリハビリテーション；多職種アプローチの実際．医学書院，2017，p242-254．
4) Losch H, Dammann O: Impact of motor skills on cognitive test results in very-low-birthweight children. Journal of child neurology 2004; 19(5): 318-322.

自閉スペクトラム症（ASD）のサインと判定法

本節のPoint

- 自閉スペクトラム症（ASD）児・者は，主に他者とのやりとりと「こだわり」の強さに課題を抱えていて，多くの環境で不適応につながりやすいが，環境と状況によっては，非常に大きな達成をもたらすこともある．
- ASDの診断・判定は，①本人・保護者・教員からの聞き取り，②日本語版M-CHAT，SCQ，PARS-TR，ADI-R，ADOS-2などの標準化された検査による検査結果，③面談や検査中の行動観察，などから得られた情報を総合して行う．

ASD（autism spectrum disorders：自閉スペクトラム症／自閉症スペクトラム障害）とは，「社会的コミュニケーション障害」と，「限定された興味や行動」の2つの面から特徴づけられる障害である．

「社会的コミュニケーション障害」とは，双方向的なやりとりの難しさと，コミュニケーションをとる際の一般的な身ぶりやしぐさが欠如した結果，対人関係の円滑な形成や維持が困難になる傾向のことである．

「限定された興味や行動」は，興味に関する極端な幅の狭さ，同じ行動の繰り返し，予定外の出来事や変化への柔軟性のなさ，感覚刺激に対する許容範囲の少なさなどの形でみられる．

本節ではまず，これらの特徴が，年齢別に家庭・学校・職場などにおいて，どのような形で現れやすいかを紹介し，続いて，関連する発達領域やASD独特の強みに関して考察する．最後に，ASDの判定方法に関して説明する．

ASDの診断基準と年齢別の特徴の現れ方

ASDの診断基準は，DSM-5（表3）[1]やICD-11などを参照することで確認できるが，中心となる症状である「社会的コミュニケーション障害」「限定された興味や行動」はともに，年齢によって具体的な現れ方が大きく異なる．ここでは，実際にどのような行動や様子がみられるかを，年齢別に紹介したい．

乳幼児期（0～6歳）

ASD傾向がある乳幼児は多くの場合，1歳～1歳半くらいから特徴的な発達を示し始め，保護者の「困り感」が増すことが多い．知的能力が高く言語理解・表出の遅れがない，または少ない場合は，保育園や幼稚園などの集団生活で困難さを感じていることも多く，そのことに保護者が気づかないことがある．以下に，代表的な特徴の現れ方を示す．

- 視線がなかなか合わない．
- 親や他の大人が話しかけたり，一緒に遊ぼうとしても，顔や身体を向けず，興味を示さない．

表3 日本語版DSM-5における自閉スペクトラム症（ASD）の診断基準

A. 複数の状況で社会的コミュニケーションおよび対人相互反応における持続的な欠陥がある．現時点または病歴によって，以下の例により明らかになる（以下の例は一例であり，網羅したものではない）．
　(1) 相互の対人的－情緒的関係の欠落．例えば，対人的に異常な近づき方や通常の会話のやりとりのできないことといったものから，興味，情動，または感情を共有することの少なさ，社会的相互反応を開始したり応じることができないことに及ぶ．
　(2) 対人的相互反応で非言語的コミュニケーション行動を用いることの欠陥．例えば，まとまりの悪い言語的・非言語的コミュニケーションから，視線を合わせることと身振りの異常，または身振りの理解やその使用の欠陥，顔の表情や非言語的コミュニケーションの完全な欠陥に及ぶ．
　(3) 対人関係を発展させ，維持し，それを理解することの欠陥．例えば，さまざまな社会的状況に合った行動を調整することの困難さから，想像上の遊びを他者と一緒にしたり友人をつくることの困難さ，または仲間に対する興味の欠如に及ぶ．

B. 行動，興味，または活動の限定された反復的な様式で，現在または病歴によって，以下の例の少なくとも2つにより明らかになる（以下の例は一例であり，網羅したものではない）．
　(1) 常同的または反復的な身体の運動，物の使用，または会話（例：おもちゃを一列に並べたり物を叩いたりするなどの単調な常同運動，反響言語，独特な言い回し）
　(2) 同一性への固執，習慣への頑なこだわり，または言語的・非言語的な儀式的行動様式（例：小さな変化に対する極度の苦痛，移行することの困難さ，柔軟性に欠ける思考様式，儀式のようなあいさつの習慣，毎日同じ道順をたどったり，同じ食物を食べたりすることへの要求）
　(3) 強度または対象においては異常なほど，極めて限定され執着する興味（例：一般的ではない対象への強い愛着または没頭，過度に限局した，または固執した興味）
　(4) 感覚刺激に対する過敏さまたは鈍感さ，または環境の感覚的側面に対する並外れた興味（例：痛みや体温に無関心のように見える，特定の音または触感に逆の反応をする，対象を過度に嗅いだり触れたりする，光または動きを見ることに熱中する）

C. 症状は発達早期に存在していなければならない（しかし社会的要求が能力の限界を超えるまでは症状は完全に明らかにならないかもしれないし，その後の生活で学んだ対応の仕方によって隠されている場合もある）．

D. その症状は，社会的，職業的，または他の重要な領域における現在の機能に，臨床的に意味のある障害を引き起こしている．

E. これらの障害は，知的能力障害（知的発達症）または全般的発達遅延ではうまく説明されない．知的能力障害と自閉スペクトラム症はしばしば同時に起こり，自閉スペクトラム症と知的能力障害の併存の診断を下すためには，社会的コミュニケーションが，全般的な発達の水準から期待されるものより下回っていなければならない．

（日本精神神経学会監修，高橋三郎，大野　裕監訳：DSM-5　精神疾患の分類と診断の手引．医学書院，2014，p26-29．を改変して引用）

- やりとりの方法がわからないか，興味をもてないため，友達とうまく遊べず，その結果，一人で遊んでいることが多い．

- 新しいところに行ったり，新しい人と何かをしたりすることを，極端に嫌がる．
- 予定外の出来事が起こった場合，かんしゃくを起こし，なかなか気持ちを切り替えることができず，他の活動に移ることが難しい．
- 自分の好きな遊びばかりを繰り返し，他の遊びに誘っても，興味をあまりもたない．
- 特定の感覚刺激に極端に固執し，例えば同じ服を着たがったり，同じ食べ物を食べたがるなどの行動がある．
- 上記とは逆に，感覚過敏によって特定の音や刺激などを極端に嫌がる結果，家庭や保育園・幼稚園での一部の活動への参加を拒絶することがある．

このような障害や傾向を早めに発見し，療育サービスを受け始めたり，保護者・園職員・支援機関の専門職との間の連携がとれるようになると，家庭や園での養育における困り感は減少することが多い．

学童期（7～12歳）

ASD傾向のある児童は，就学時健診の結果，特別支援学級に在籍したり通級指導を受けていることが多いが，知的能力が一定水準以上で，比較的環境適応能力が高い場合は，通常学級のみに在籍していることも少なくない．しかし，そのような場合でも，友人関係に関して，困難さや特異さがみられやすい．以下に，言語能力が一定以上ある（発話が可能である）場合にみられやすい行動を挙げる．

- 自分のペースで一方的に話をするため，友人ができにくい．
- 会話の受け答えや相づちの打ち方がぎこちないため，話が続かない．
- 質問に対して，相手の意図を無視して答えてしまいがちである（例：「昨日は何をしていたの？」という質問に対して，「朝7：08に起き，7：11に歯磨きをし……」などと過剰に細かく答える）．
- 学校や家であいまいな指示を出された場合，理解できないため，従えないことが多い．
- 会話をする時，視線を合わせなかったり，逆に相手を凝視しすぎることがある．
- 他者との距離が近すぎたり，逆に遠すぎることがある．
- 自分が守ると決めたルールに徹底的に従い，従わないほうがよい状況でも，臨機応変に動けない．
- 物事をいつも同じ順序でやりたがり，できないと怒ったり固まったりする．
- 自分の好きな教科は熱心に勉強する一方，嫌いな教科に興味をもつことが難しい．
- 勉強する際，自分が気になった部分のみにこだわり，他の重要な部分に注目が向かないことがある．
- 意味のない同じ動作を延々と繰り返すことがある（知的能力が低い場合に特にみられやすい）．

療育やデイサービスを十分に受けている場合，会話の受け答えやしぐさなどは改善されて，特異性が際立たなくなっていることもある．一方，こだわりを減らし，物事に柔軟に対処することは，なお難しいことが多い．

思春期（13〜18歳）

　この時期は，第二次性徴によるホルモンの変化，部活動の開始や学業課題の増加など，生物学的・社会的に多くの変化を経験する時期である．また，成長に伴い，友人関係をはじめとする対人関係構造にも変化が現れるため，ASD傾向がある場合，新たな困難に直面することが多い．以下は，この時期に特によくみられる傾向である．

- クラスメートなどとの会話で，話を合わせることが難しく，浮いてしまう．
- 一対一の会話は何とかこなせるが，発話タイミングや視線の配り方などがわからず，集団での会話についていけない．
- 対人関係による言葉の使い分け（例：丁寧語の使用）が難しい．
- 他者の性格やパワーバランスを読み取ることができず，友人グループに適切に加わることが難しい．
- 他者の気持ちを読み取ることが難しいため，ストレートに自分の考えを伝えた結果，意図せず他者を傷つけてしまうことが多い．また，その他者がなぜ傷ついたのかを理解するのが難しく，戸惑いやすい．
- ジョークを理解せず，不適切な反応をしてしまう．
- 自分の好きなことだけに極端に没頭し，他のことにあまり興味をもてない．その結果，勉強や対人関係に支障が出ることがある．

　思春期は，自分と他者の違いを強く意識しやすい時期であり，ASD傾向がある学生も同様である．依然として，他者にどうみられているかを意識することは不得意であるものの，自分が「多くの人と違う」ことに，必ずしも無自覚というわけではない．そのため，他者と同じように振る舞うことが難しい自分に気づき始め，自信をなくしやすい時期でもある．適切な支援の継続が望まれる．

大学時代

　大学に入ると，高校までとは異なり，授業・友人関係などの選択肢の幅が広がり，生活のなかで自ら決定しなければならない事柄が増える．授業もさまざまな形態で行われ，主体性や他者との協力が重視されるようになる．そのような状況下で，ASD傾向のある学生は，以下のような様子をみせることが多くなる．

（これまであまり支援を受けていない場合）

- ディスカッションのある授業で，一人で話し続けてしまう．あるいは，まったく会話に加われない．
- グループワークがある授業や実習などで，他者と協調することが難しく，チームに貢献することが難しい．
- 友人関係をより自由に選択できるようになった結果，興味・関心が合う仲間をみつけやすくなる一方で，ここまでにある程度のコミュニケーション能力を身につけていない場合，友人をつくりにくくなることが多い．

（自分の特性を理解していない場合）
- 恋愛感情を抱いた相手に不適切なアプローチを行ったり，関係性を踏まえない言動をとったりすることで，関係の構築・維持がうまくいかず，相手を傷つけたり，逆に傷つくことがある．

（過集中やこだわりへの対処法を身につけていない場合）
- サークルや趣味の活動などに過剰にのめり込んでしまい，学業がおろそかになる．1人暮らしをしている場合，食事や睡眠にも影響が出ることも多い．

　大学に入るまでの間に適切な支援を受け，自分の特性を理解し，困難さへの対処法を身につけている場合，比較的よく適応できると思われるが，そうでない場合，特に大学に入って初めて特性が明らかになった場合などは，適応に苦労することも多い．幼少期からの継続的な支援は，極めて重要である．

就職後

　ASD傾向のある成人が職業生活に適応できるかどうかは，当事者の自己理解だけでなく，仕事内容や組織システムなどに関して，適切な職場を選択できるかどうかにかかっている．以下は，ASD傾向のある成人が仕事をしていくにあたって陥りやすい状況である．
- 指示がなかった場合，周囲の他者の行動を参考にして動くことが難しいため，行動できない．
- 指示があいまいであった場合も，何をしてよいかがわからず，適切に動けない．
- 適切な指示がない場合，報告・連絡・相談のタイミングがわからず，上司との意思疎通が困難になる．
- 会話の内容に集中してしまうと，視線やジェスチャーなどをコントロールすることが難しく，「どう見られるか」が重要な状況では，最大限のパフォーマンスを出すことが難しい．
- 同僚や上司と何げない会話をすることが難しく，関係構築に時間がかかる．
- 多人数と同時にコミュニケーションをとる必要がある場合，相手の考えや気持ちに配慮することが難しく，関係性を損なってしまうリスクがある．
- 重要でないところに過剰にこだわり，業務に必要以上の時間がかかる．
- 予定外の事態が生じた場合，柔軟に対応することが難しい．

（感覚過敏が強い場合）
- 多くの人が気にならない音やにおいが気になり，環境調整を行わない限り，集中して業務を遂行することができない．

　ASD傾向がある成人がうまく仕事をしていくためには，コミュニケーション負荷が高すぎる業務や，予定外の事態が頻繁に生じる業務を避けること，また仕事のさまざまな側面において，明確でわかりやすい指示を与えられることが重要である．

●● ASDと発達傾向

言語

　一般的に，ASD傾向がある幼児は，他者への関心が低い結果，言語習得が遅れがちである．実際，幼少期にASD発見のきっかけになるのは，発語の少なさや指示理解の低さであることも多く，1歳半健診や3歳児健診での言葉の遅れに関する指摘から，支援につながることも多い．
　定型発達の場合，11～12か月で有意語，二語文の発話が可能となるのが2歳であることが一般的であるが[2]，ASD児の場合，初語が2～3歳になることもしばしばであり，知的能力が低いケースでは，成人になっても，意味のある言語をほとんど話せない者もいる．
　その一方で，言語習得の時期自体は定型発達児と変わらない児も多くいるうえ，DSM-IV-TR[3]にあるアスペルガー症候群と診断される児に至っては，知能テストで測定される言語知能の数値は，通常範囲よりも上である場合も少なくない．
　しかし，そのような児でも，特異的な言語発達パターンを示すことは多い．例えば，大人しか使わないような単語を覚えて使っているにもかかわらず，簡単な単語がわからなかったりするといったケースがある．
　また，言葉そのものは知っていても，使い方が不適切なことも多い．例えば，幼いASD児でみられる現象の1つに，質問に対して返答せず，そのまま質問を繰り返してしまう「オウム返し」がある．また，ある程度成長しても，「言葉の表面的な意味だけをとって話者の真の意図を理解しない」「適切な言葉が瞬発的に出てこないことで会話についていけない」「場面に応じた言葉の使い分けができない」など，コミュニケーションの手段としての言語の使用には難が残る．

◇**言語発達が遅れやすい理由**

　言語発達が遅れやすい，または特異的なパターンを示す理由の1つとして，聴覚的な処理よりも視覚的な処理のほうが得意であることが多い[4]ということがある．そのため，特に幼少期において指示を与える際は，言葉だけに頼るのではなく，イラストや写真などを一緒に用いると，指示が伝わりやすい．
　文字を習得してからは，耳からの情報収集である「聞く」ことよりも，目からの情報収集である「読む」ことのほうが得意になることも多いため，仕事の場面などで指示を与える場合には，口頭だけでなく，文章にして記載したものをわたしておくなどの工夫をすると，コミュニケーションがスムーズになることがある．
　また，当事者が情報発信をする際も，「話す」ことだけに頼るのでなく，相手に言葉を伝える前に集中して考えることができる「書く」ことをうまく利用していくことも，円滑な情報のやりとりには大切である．

運動

　ASD児は，感覚過敏や特定の動きへのこだわりがあることが多いため，特に幼児期から小

児期にかけて，特異な動きをみせることが多い．例えば，つま先歩きや，左右非対称な歩き方などがよくみられる[5, 6]．また，他者への関心が低く，真似することが苦手な傾向もあるため，保育園や幼稚園でのダンスなどで，新しい動きを獲得することも遅れがちになる．

さらに，周りに合わせて動くのが苦手という特性は，サッカーやバスケットボールなど，瞬時に全体の動きを把握しなければならないような集団スポーツでは，マイナスに働きやすい．

ただし，こだわりの強さは，他のことに惑わされずにコツコツ練習を積むことができるなど，プラスに働くこともある．適切な種目のスポーツを選び，よい指導者に出会うことができれば，特定のスポーツが得意になる可能性もあると考えられる．

認知プロフィール

ASD傾向がある者には，認知機能が低い者も高い者もいる．そのため，総合的な知能指数をもとに，ASDを診断・判定することは不可能である．ただし，能力間にはばらつきがみられやすく，いくつかの特異的なパターンがある[7-9]．

◇処理速度の低さ

第一に，処理速度の低さである．例えば，よく使われる知能検査の1つであるWISC-IV（42頁参照）は，言語理解，知覚推理，ワーキングメモリー，処理速度の4つの指標で構成されているが，そのなかの処理速度の点数が際立って低いことがよくある．

これは，ASD児が初めての情報を素早く処理して，予測外の出来事などに柔軟に対応することが苦手なことと関係がある．処理速度の下位検査は，制限時間内で，単純な課題をどれだけこなせるかで得点が決まるので，ASD傾向がある者では低くなりがちとなる．

◇非言語的認知能力の相対的な高さ

第二に，非言語的認知能力の相対的な高さである．上記で説明したように，ASD児は，言語発達が比較的ゆっくりな傾向があるため，非言語的認知能力が相対的に高くなることが多い．特に，言語情報処理の低さを視覚情報処理で補うことで環境に適応している場合は，その差が大きくなりやすい．

ただし，ASD傾向がある者のなかには，言語発達そのものには問題がない者もいる．そのような場合，言語的認知能力と非言語的認知能力の差が狭まり，細かい視覚情報へのこだわりが強すぎて，全体を見渡すことができなくなってしまうと，数値的には，言語能力と非言語能力の指数が逆転してしまうこともある．

◇社会的枠組みのなかでの理解能力の低さ

第三に，社会的枠組みのなかでの理解能力の低さである．発達検査や知能検査の下位尺度や項目のなかには，社会的常識に関連する知識や理解を測定しているものも多い．

自分の興味に比べて，周囲の他者への関心が低いASDの子どもや大人では，年齢相応の社会常識を身につけていない場合も多く，関連する知的能力を測定すると，低い数値が出ることが多い．これは，言語能力全般が高い者であっても例外ではない．実際，ASD傾向の判断材

料の1つとして，この値を用いることが少なくない．

　これらが，ASD傾向がある者にみられやすい知的能力のパターンである．ただし，必ずしもこれらのパターンに当てはまるとは限らないため，認知プロフィールのみをもとにASDの診断や判定を行うことは避けるべきである．

ASDの強み

　ASDは障害（disorder）であり，その傾向をもつ小児や成人が社会的に困難を抱えやすいことは，紛れもない事実である．しかし，ASD傾向はある意味で「強み」ともなり，環境と状況によっては，他の者ではなしえないほどの達成をもたらすことも事実である．ASDの強みには，以下のものがある．

他者に左右されない

　第一に，他者に左右されないことである．世の中，必ずしも多数派が正しいとは限らないが，多くの人間は他者に影響を受けやすく，多数派の意見に流されやすい．一方，ASD傾向があると，他者の意見に左右されずに自分の意見を持ち続けることが，比較的容易である．
　周りに合わせていくよりも，それに反してでも真実や正義を追求していくことが大切である状況では，ASD傾向のある者は，強みを発揮しやすい可能性がある．

こだわりの強さ

　第二に，自分の好きなことへのこだわりの強さである．物事を極めるためには，作業や練習をひたすら積み重ねる必要がある場合も少なくない．ASD傾向がある者の場合，自分が好きなことに関しては，多くの人が飽きる状況でもひたすら続けることができるため，そのような作業や練習が苦にならず，その結果，素晴らしい技術を獲得できたり，成果に到達できることがある．

知覚刺激に対する感覚

　ASDの特徴ではもう一つ，強みになりうるものがある．それは，知覚刺激に対するユニークな感覚である．この感覚は多くの場合，本人に不快感をもたらし，社会的な生きづらさにつながる．しかし，この感覚をうまく描写でき，独自の表現につなげられた場合は，新たな価値の創出につながる可能性がある．また，他者が気づけないものに気づけるということで，何らかの世界の「本質」を見抜くような活動もできるかもしれない．

　このようにASD傾向は，状況次第では強みにもなりうるといえる．したがって，多数派への適応を促し，生きづらさの軽減に焦点を当てるだけでなく，その独自性を生かしていけるような環境を社会のなかにつくり出していくことも，大切なことであると考える．

●● ASDの判定方法

　ASD傾向およびその強さを，アセスメントをとおして把握しておくことは，適切な支援を行ううえで大切である．ASD傾向の判定は，本人や保護者，学校や園の担当教員や職員からの聞き取り，標準化された検査の結果，および面談や検査中の行動観察から得られた情報を総合して行う．重要な点は以下のとおりである．

本人・保護者・教職員からの聞き取り

　ASD傾向の有無を判定するためには，以下の情報を聞き取っておくとよい．

◇本人や保護者の主な困り感

　現在，どんなことに関して困っているか，心配しているかを，本人や保護者に詳細に尋ねる．
　ASD傾向がある場合，対人関係での困り感（例：友人がなかなかできない，一人遊びが多い，いじめられている，他者とよくトラブルを起こすが理由がわからない），あるいは環境への不適応感（例：新しい学校や職場にうまく馴染めない，場面の切り替えが苦手），もしくはその両方があるはずである．場合によっては，本人は困っていないが，周囲の人が困っていたり，心配していることがある．
　困り感を尋ねた後は，どのような状況や環境でその困り感が増幅するか，また軽減するかも確認しておくとよい．

◇出生時情報

　早産・低体重での出生歴がないか（ASDの罹患確率が上がる）[10]，出生前のトラブル（妊娠中の感染症などはASDとの関連が指摘されている）[10]がなかったかを尋ねる．また，関連する遺伝子異常（脆弱X症候群，Rett症候群など）[11]がないかなどを確認する．

◇発達指標項目の達成年齢

　ASD児は言語発達が遅れることが多いため，特に初語と二語文獲得の時期に関して尋ねておく必要がある．
　また，支援計画を作成するにあたっては，運動発達の程度も有用な情報となるので，一人歩きを開始した時期に関しても尋ねておくとよい．

◇園・学校・職場での状況

　保育園・幼稚園から開始し，学校や職場など，これまでの集団生活への適応状況を詳細に聞き取る．成績はどうだったか，行動面や対人関係でのトラブルの有無を尋ね，特に記憶に残るような出来事があれば，詳細に聞き取りを行う．

◇友人関係や学校・職場での現在の対人関係

　友人や親友の有無，友人や親友がいる場合にはどのような関係を築いているか，また学校の

先生やクラスメート，職場の上司や同僚との関係について尋ねる．

　これらの情報は，ASDの判定に役立つだけではなく，支援計画を立てる際のリソースやリスクの確認にもなる．

◇療育や支援を受けた経験

　これまでに療育や特別支援教育，あるいはカウンセリングなどの心理サービスを受けた経験について尋ねる．

　これらの経験があるならば，具体的にどのような教育やサービスを受けたか，またそれらのうち役に立ったもの，あるいは役に立たなかったと感じたものがあるかを尋ね，今後の支援計画に役立てる．

　そのほか，持病やこれまでにかかった病気などに関しても尋ねておくと，支援計画の参考になることが多い．

標準化された検査

　ASD傾向の判定を行う際には，標準化された検査を用いることが望ましい．これは，クライエントや検査者の主観のみに左右されない，より客観的で定量的な情報が得られるからである．

　以下では，現時点で日本語版が利用可能な，いくつかの代表的な検査ツールについて簡単に紹介する．

◇日本語版M-CHAT

　M-CHAT（Modified Checklist for Autism in Toddlers）[12]は，2歳前後の幼児を対象として米国で開発された，保護者回答式のASDスクリーニング用質問票であり，その日本語版は，神尾陽子氏らの翻訳により作成されている．

　社会的コミュニケーションに関する項目（16項目）や，繰り返し行動や特異的な知覚に関する項目（4項目）などを含む，合計23項目の質問で構成され，質問には「はい」「いいえ」で回答する．

　スクリーニングの基準は，23項目中3項目以上の不通過，または重要6項目中2項目以上の不通過である[13]．作成者の研究によると，1歳6か月児健診時点にて，日本語版M-CHATを電話面談と併用した場合の陽性的中率（この検査でASDであると判定された子どもが，包括的な検査後の診断でもASDと診断される確率）は，十分に高いとされている．

　日本語版M-CHATは2019年現在，インターネットを通じて無料でダウンロードできるため，実用的なツールであるといえる．なお作成者は，陽性的中率を高めるために，保護者の回答だけに頼るのではなく，発達の専門家が面談などをとおして，回答を確認しながら用いることを推奨している．

◇SCQ

　SCQ（Social Communication Questionnaire）は，2003年に4歳以上の小児から成人を対象として米国で開発された，保護者回答式のASDスクリーニング用質問票であり，日本語版は2013年，黒田美保氏らの翻訳によって作成されている．

　SCQは，「誕生から今まで」と「現在」の2種類の質問票で構成され，それぞれ40個の質問が含まれていて，各質問に対して「はい」「いいえ」で回答する．

　どちらの質問票も，主にコミュニケーションスキルと対人関係スキルに関したものであるが，「誕生から今まで」はこれまでの成育歴に関して，「現在」は過去3か月間の行動に関して尋ねている．そのため，スクリーニングツールとしては，「誕生から今まで」を用いることが推奨されており，カットオフ値も設定されている．

　一方，「現在」は，質問票記入時点での日常生活における様子を調べて，その時点での各ASD特性の強さを測ることに焦点を当てていて，これを繰り返し用いることで，特性の強さの継時的な変化を確かめることができる．そのため，具体的な支援計画を立てたり，その効果を確認するうえですぐれている．

　SCQ日本語版は2019年現在，金子書房，サクセス・ベル社，千葉テストセンターのウェブサイトから購入できる．質問票であるため，比較的簡易に実施できるものの，詳細な情報を得ることは難しい．

　なお，SCQは，質問項目を対応させることで，後述するADI-Rと併用しやすいように開発されている．詳細検査としてADI-Rを用いる場合は，SCQをまず使っておくと，より明らかな検査結果が得られるだろう．

◇PARS-TR

　PARS-TR（Parent-interview ASD Rating Scale - Text Revision）は，対象年齢3歳以上の，保護者を回答者とした半構造化面接法であり，一般社団法人発達障害支援のための評価研究会により，2013年にテキスト改訂版が作成された．

　質問は全57項目だが，評価対象者の年齢によって用いる質問の数が異なる．回答者には，基本的に対象者の現在の様子に関して答えてもらうが，「幼児期項目」と呼ばれる質問では，現在の様子だけでなく，幼児期の症状が最も顕著だった時のことを想起して答えてもらう．

　検査者は，検査用冊子に書かれた評定基準に基づき，各回答を得点化する．すべての質問の得点化が終了したら，総合点を計算し，カットオフ値を参照しつつ，ASD特性の判定を行う．PARS-TRには領域得点が特に設定されていないため，総合点のみでの判定になる．

　PARS-TRは，2019年現在，金子書房のウェブサイトから購入可能である．

　検査者は，対象者や回答者である保護者に合わせて質問を調整する必要がある．また，回答を検査者が評定し得点化する必要があるため，正しく使うためには，ASDに関する専門的知識が一定以上必要である．そのため，実践的トレーニングに基づく研修セミナーなどもしばしば開催されている．

◇ADI-R

ADI-R(Autism Diagnostic Interview-Revised)[14]は，精神年齢が2歳0か月以上の者を対象とし，保護者を回答者とした半構造化面接法であり，2003年に米国で開発された．日本語版は2013年に土屋賢治氏らによって出版された．

この面接法は，ASDの詳細検査に利用することが可能である．面接プロトコルは合計93項目の質問から構成され，主に「相互的対人関係の質的異常」「意思伝達の質的異常」「限定的・反復的・常同的行動様式」の3領域に関して尋ねる．

各質問は，「今まで（生まれてから現在まで）」「現在（過去3か月間）」「4歳0か月から5歳0か月」の3つの期間のうちいずれか1つの期間，または複数の期間における対象者の様子を想起してもらうことで，回答を得る．領域得点は，各質問に対する回答を，コードを参照しつつ得点化した後，得点計算用のシートである「包括的アルゴリズム用紙」を用いて，各領域に属する質問の得点を合計・算出する．

得点の計算には，2種類の方法（アルゴリズム）がある．「診断アルゴリズム」では，対象者の発育歴全体の様子をもとに得点を算出し，領域得点ごとにカットオフ値と比較することで，ASD傾向の有無に関する情報が得られる．「現在症アルゴリズム」では，現在（過去3か月）の状況に基づき得点が算出されるので，各特性の検査時点での強さやその継時的変化を確認することができ，支援計画の作成に役立つ．

ADI-R日本語版は，2019年現在，金子書房およびサクセス・ベル社のウェブサイトで購入可能である．

ADI-RはPARS-TRと同様に，面接法であるが，大まかな質問のみが設定されているため，プロトコルに記載された質問を相手によって調整するだけでなく，目的の解答を得るまで，相手の解答に合わせて，検査者自身で質問を考えて追加していく必要がある．

詳細な情報を得ることができるものの，ASDに関する専門的な知識と高度な臨床面接の技術が要求されるため，専門家のみが用いることが望ましく，実際，一定の基準（購入資格）を満たした場合のみ，購入できるようになっている．

また，マニュアルを一読しただけでは，実施や得点化の具体的な方法がわかりにくいため，作成者は，「ADI-R日本語版の臨床用ワークショップ」を受講してから，検査を使用することを強く勧めている．

◇ADOS-2

ADOS-2(Autism Diagnostic Observation Schedule, Second Edition)は，米国で2012年に出版された，月齢12か月以上を対象とした，行動観察と面接をとおして評価を行うASD詳細検査ツールであり，日本語版は黒田美保氏らにより2015年に作成された．

ADOS-2は5つのモジュールに分かれており，対象者の年齢と表出言語の水準（例：発語があるか，二語文を話せるか）に応じて，適切なモジュールを選択して用いる．検査者は，モジュールごとに異なる課題を実施し，行動観察に基づき項目ごとの評定を行った後，5つの領域（言語と意思伝達，相互的対人関係，遊び／想像力，常同行動と限定的興味，他の異常行動）に関して得点化を行う．その結果をカットオフ値と比較することで，ASDの有無と重症度の判定（2

表4 ASDの主要な検査の比較

検査名	用途	対象年齢	方式	価格（税抜き）
M-CHAT	スクリーニング	2歳前後（16か月から使用可）	質問票	無料
SCQ	スクリーニング	4歳～	質問票	マニュアル3,500円 検査用紙（「誕生から今まで」「現在」の各20枚セット）各5,400円
PARS-TR	詳細検査の補助	3歳～	半構造化面接	検査用冊子（10部）4,200円 評定シート（50部）5,000円
ADI-R	詳細検査	精神年齢2歳～	半構造化面接	マニュアル7,500円 回答記入可能なプロトコル＋包括的アルゴリズム用紙（1部）2,000円
ADOS-2	詳細検査	月齢12か月～	課題実施・行動観察	検査フルセット550,000円 マニュアル25,000円 各モジュールのプロトコル冊子（5名分）4,500円

＊価格などは2019年現在のもの．

～16歳のみ）を行う．

　ADOS-2日本語版は，2019年現在，金子書房とサクセス・ベル社で購入できるが，購入には経験や資格などの一定の基準を満たす必要がある．

　ADOS-2の適切な使用には，マニュアルの熟読だけでなく，ワークショップや研修会への参加が必要である．価格も高く，専門的トレーニングが必要など，使用するにあたっての敷居はやや高いが，保護者からの情報だけでなく，専門家の行動観察による直接的情報が得られるため，現時点では最も詳細な結果を得られるASD検査ツールであると考えられる．

　以上に示した5つの検査について，簡単に比較したものを表4に示す．

行動観察

　ASD傾向の有無を判断するには，保護者から情報を得るだけでなく，本人の行動を観察することが，非常に重要であると考える．最も理想的なのは，上記のADOS-2を用いて系統的な行動観察を行うことであるが，リソース不足などの問題から，現場で必ずしも実施できるとは限らない．

　そこで重要になるのは，面談や検査を行っている最中に行動観察を行い，対象者の行動に関

する情報を，検査者自らが集めることである．ASD傾向を判断する際の重要な着目点は，以下のとおりである．

◇非言語的行動

第一に，姿勢や視線などの非言語的行動である．

例えば，面談の間，対象者はどこを向いているだろうか？ 視線をまったく合わせようとしなかったり，逆に凝視し過ぎてしまうことは，検査結果と合わせて考える必要があるものの，ASDのサインかもしれない．

また，固すぎる姿勢をとる，大きすぎたり小さすぎる声で話す，あるいは過度に抑揚があったりなかったりする声で話すなど，同じ年齢で同じ性別の他者ではなかなかみられない動作を示すことも多い．

◇コミュニケーション

第二に，コミュニケーションの方法である．

例えば，面談で質問をした際，どのように返答が返ってくるだろうか？ 質問で求めているよりも，過剰に細かく具体的な返答が返ってきたり，質問の細かい部分のみに注目したような返答があったりする場合，「相手の意図が読みづらい」というASD特性を反映している可能性がある．

また，質問に対する回答から脱線し，一方的に話したいことを話し続けるということは，ASD以外の理由も考えられるものの，ASD傾向がある場合でよくみられる行動の1つである．

◇課題への取り組み方

第三に，課題への取り組み方，特に，ある課題から新しい課題へと移行する際の様子である．

ASD傾向がある児・者は，一度課題に取り組み始めてしまうと，こだわりをもってしまい，なかなかそれをやめて，次の課題へと移ることが難しい場合が多い．また，環境や課題自体に慣れてくるまでは，課題への取り組みが悪いこともある．そのほか，細かい部分へのこだわり方，課題による取り組み方の違いなどにも注目しておくとよい．

◇環境刺激への反応

第四に，環境刺激への反応がある．ASDの特徴の1つとして，感覚刺激に対する許容範囲の少なさがあるが，これが面談や検査中の様子に反映されることも多い．

例えば，「ストップウォッチの音に過敏に反応する」「廊下でドアが開閉されるたびに気になって反応する」「特定の検査道具の触り心地を嫌がる」など，予想もつかない形で反応が現れてくることがあるので，十分に注意して記録をとっておく必要がある．

情報の統合

面談，検査，行動観察で情報を得た後は，情報を統合していく．

重要なことは，「ある性質がある」ということを結論づける際，必ず複数の異なる情報源の

証拠を用いることである．例えば，「細かいところへのこだわりが強い」という報告が保護者からあった場合，その報告のみに頼るのではなく，そのようなこだわりが本人の悩みとしてあったか，検査中の行動としてみられたかなども，必ず確認してから結論づけていくようにする．そのようにして統合された情報と，ASDの診断基準とを一つ一つ丁寧に比較し，最終的なASD傾向の有無について判断する．

　なお，より適切な支援を行うためには，上述した情報に加え，標準化された検査を用いて，知能や言語の発達度合いを調べておくことも重要であろう．これらはWISC，WAIS，新版K式発達検査2001，LCスケール（0～6歳の乳幼児を対象とした言語発達の検査で，総合的な言語発達だけでなく，言語理解，言語表出，コミュニケーションに関して詳細に評価できる検査法）などで測定することが可能である(4章参照)．また，家庭や集団での適応に特に苦労している場合は，Vineland-II(58頁参照)などを実施し，適応行動の各領域の発達水準を捉えておくことも有用である．

＊　＊　＊

　ASDは，社会的コミュニケーションの問題と限定された興味や行動によって特徴づけられる障害である．ASD傾向がある場合，1歳半～3歳の間にその特性がはっきり現れ始め，どの年齢層にあっても，主に他者とのやりとりに課題を抱える．

　言語発達は遅れるか，特異的なパターンを示しやすい．一方，認知能力は，知的能力障害レベルから非常に高いレベルまで，個人差が大きい．

　ASD傾向は，多くの環境で不適応につながりやすいが，環境と状況によっては，非常に大きな達成をもたらすこともある．

　ASDの診断・判定は，保護者や本人からの聞き取り，標準化された検査，行動観察から得られた情報を総合して行うべきである．

「自閉スペクトラム症(ASD)のサインと判定法」に関する文献

1) 日本精神神経学会監修，高橋三郎，大野　裕監訳：DSM-5　精神疾患の分類と診断の手引．医学書院，2014.
2) 真野浩志，芳賀信彦：小児疾患．日本リハビリテーション医学会(監)：リハビリテーション医療・医学コアテキスト．医学書院，2018, p194-203.
3) 米国精神医学会編，高橋三郎，大野　裕，染矢俊幸訳：DSM-IV-TR　精神疾患の診断・統計マニュアル．医学書院，2002.
4) 内山登紀夫：各障害へのアプローチ　ASD．宮尾益知・橋本圭司(編著)：発達障害のリハビリテーション；多職種アプローチの実際．医学書院，2017, p90-103.
5) 洲鎌盛一：乳幼児の発達障害診療マニュアル健診の診かた・発達の促しかた．医学書院，2013.
6) Aoki S, Hashimoto K, Mezawa H, et al: Development of a new screening tool for neuromotor development in children aged two – the neuromotor 5 min exam 2-year-old version (N5E2). Brain Dev 2018; 40(6): 445-451.
7) 上野一彦，松田　修，小林　玄，他：ASD群によく見られるWISC-IVプロフィール．日本版WISC-IVによる発達障害のアセスメント；代表的な指標パターンの解釈と事例紹介．日本文化科学社，2015, p122-124.
8) Raiford SE, Drozdick L, Zhang O: Q-interactive Special Group Studies: The WISC-V and Children with Autism Spectrum Disorder and Accompanying Language Impairment or Attention-Deficit/Hyperactivity Disorder. PEARSON, 2015.
9) Oliveras-Rentas RE, Kenworthy L, Roberson III RB, et al: WISC-IV profile in high-functioning autism spectrum disorders; impaired processing speed is associated with increased autism communication symptoms and decreased adaptive communication abilities. J Autism Dev Disord 2012; 42(5): 655-664.
10) Kim YS, Leventhal BL: Genetic epidemiology and insights into interactive genetic and environmental effects in autism spectrum disorders. Biol Psychiatry 2015; 77(1): 66-74.
11) Brooks-Kayal A: Epilepsy and autism spectrum disorders; are there common developmental mechanisms? Brain and Development 2010; 32(9): 731-738.
12) 日本語版M-CHAT(The Japanese version of the M-CHAT).
https://www.ncnp.go.jp/nimh/jidou/aboutus/mchat-j.pdf　(2019/6/30閲覧)
13) 自閉症スペクトラム障害(ASD)の早期診断へのM-CHATの活用.
https://www.ncnp.go.jp/nimh/jidou/aboutus/M-CHAT2.pdf　(2019/6/30閲覧)
14) Tsuchiya KJ, Matsumoto K, Yagi A, et al: Reliability and validity of autism diagnostic interview-revised, Japanese version. J Autism Dev Disord 2013; 43(3): 643-662.

注意欠如・多動症（ADHD）のサインと判定法

> **本節のPoint**
> - 注意欠如・多動症（ADHD）は，不注意，または多動性・衝動性，もしくはその両方を特徴とする障害であり，2つ以上の場面で困難さがみられ，主に学習面や対人関係に影響が現れるが，適切な環境を選択し，困難さへの対処法を身につけることで，他者とは異なる注意の向け方やエネルギーの高さを，よい方向へ生かしていける可能性がある．
> - ADHDの診断・判定は，①本人・保護者・教員などからの詳細な聞き取り，②ADHD-RS，Conners 3，CAARSなどの標準化された検査による検査結果，③面談・検査中や学校の教室などでの行動観察，などから得られた情報を総合して行うが，頻繁な不注意や高い多動・衝動性自体は，ADHD傾向以外に原因があることも多い．
> - よりよい支援計画を立てるためには，CATS，DN-CAS認知評価システム，WCSTなどの遂行機能の検査も行うことが望ましい．

　注意欠如・多動症／注意欠如・多動性障害（attention-deficit / hyperactivity disorder：ADHD）とは，注意欠陥・多動性障害のDSM-5における診断名であり，不注意，または多動性・衝動性，もしくはその両方によって特徴づけられる障害の総称である．

　「不注意」とは，物事や他者に対して必要な注意を向けたり持続することが困難な状態である．「多動性・衝動性」とは，何かをしたいと思った時にその気持ちが抑えられず，行動に出てしまう状態である．

　DSM-5では，ADHDは「不注意型」「多動性・衝動性型」「混合型」の3つに分けられており，前者2つはそれぞれの領域の，混合型は両方の診断基準を満たすことで分類される．

　本節では，まずDSM-5におけるADHD診断基準を示し，次に，ADHD児・者の発達傾向や強みに関して考察する．最後に，ADHDの判定方法を説明する．

ADHDの診断基準

　ADHDと診断されるためには，不注意症状，または多動性・衝動性症状，もしくはその両方が現れる必要がある（表5）[1]．

　小児の場合，不注意型ADHDと診断されるためには，表5のA1として示された不注意症状9つのうち，最低6つがみられる必要があり，多動性・衝動性型ADHDと診断されるためには，A2の多動性・衝動性症状9つのうち，最低6つがみられる必要がある（混合型はその両方）．17歳以上の場合は，社会適応努力や成熟により症状が少なくなっていることが多いため，それぞれ5つ以上がみられればよい．

　ADHDは発達上の問題なので，いくつかの症状は12歳以前からみられている必要がある（表5のB参照，以下同）．また，一時的な不適応ではないことを示すため，各症状は6か月以上

表5 日本語版DSM-5における注意欠如・多動症（ADHD）の診断基準

A1. 以下の不注意症状が6項目（17歳以上では5項目）以上あり，6か月以上にわたって持続していたことがある．
   a. 細やかな注意ができず，ケアレスミスをしやすい．
   b. 注意を持続することが困難である．
   c. うわの空や注意散漫で，話をきちんと聞けないように見える．
   d. 指示に従えず，宿題などの課題が果たせない．
   e. 課題や活動を整理することができない．
   f. 精神的努力の持続が必要な課題を嫌う．
   g. 課題や活動に必要なものをしばしばなくしてしまう．
   h. 外部からの刺激で注意散漫となりやすい．
   i. 日々の活動を忘れがちである．

A2. 以下の多動性／衝動性の症状が6項目（17歳以上では5項目）以上あり，6か月以上にわたって持続していたことがある．
   a. 着席中に，手足をもじもじしたり，そわそわした動きをする．
   b. 着席が期待されている場面で離席する．
   c. 不適切な状況で走り回ったりよじ登ったりする．
   d. 静かに遊んだり余暇を過ごすことができない．
   e. 衝動に駆られて突き動かされるような感じがして，じっとしていることができない．
   f. しゃべりすぎる．
   g. 質問が終わる前に出し抜けに答え始める．
   h. 順番待ちが苦手である．
   i. 他の人の邪魔をしたり，割り込んだりする．

B. 不注意，多動性／衝動性の症状のいくつかは12歳までに存在していた．

C. 不注意，多動性／衝動性の症状のいくつかは2つ以上の状況（家庭・学校・職場・社交場面など）で存在している．

D. 症状が社会・学業・職業機能を損ねている明らかな証拠がある．

E. 統合失調症やほかの精神障害の経過で生じたのではなく，それらで説明することもできない．

＜診断＞

→ 314.01（F90.2）混合型：2つの症状が混合して存在（過去6か月間A1・A2の両方を満たす）
　314.00（F90.0）不注意型：主に不注意の症状が存在（過去6か月間A1のみ満たす）
　314.01（F90.1）多動性／衝動性型：主に多動・衝動性の症状が存在（過去6か月間A2のみ満たす）

（日本精神神経学会監修，高橋三郎，大野　裕監訳：DSM-5　精神疾患の分類と診断の手引．医学書院，2014, p30-34．を改変して引用）

持続してみられ，かつ症状のいくつかは，家と学校など，2か所以上の場所でみられる必要があり（C），症状を患っている当事者が，その症状により学校や職場などで実際に不適応を起こしている必要がある（D）．最後に，症状は統合失調症，双極性障害など，他の精神疾患から生

じたものであってはならない(E).

　このように症状を概観すると，多かれ少なかれ，多くの人がもっている特徴が多いことに気づくだろう．例えば不注意症状の1つに，「細やかな注意ができず，ケアレスミスをしやすい」とあるが，まったくケアレスミスをしない人はほとんどいないと思われるし，多動性・衝動性症状の「しゃべりすぎる」に関しても，どのくらいしゃべるとしゃべり「すぎる」となるのか，その判断は難しい．

　ある特性や行動がADHDの症状であると判断するためには，同一文化内の同じ性別，かつ年齢が近い他者と比較して，顕著にその特性や行動が現れている必要がある．

ADHDと発達傾向

　ADHD児・者は，その特性を反映した独特の発達をみせる．ここでは，ADHD児・者の行動特性を，発達段階ごとに説明する．

　なおADHDは，ASDなどの他の神経発達症を併発した場合，単独の場合とは異なる独自の特徴を認めることも多いが，本項ではADHDを単独で発症した場合を想定して，その特徴を紹介する．

幼児期

　ADHDは，多動性・衝動性症状がある場合と，不注意症状のみである場合とで，幼児期の様相が大きく異なる．

◇多動性・衝動性症状がある場合

　多動性・衝動性症状がある場合，多くは集団活動への参加を開始する時期，すなわち幼稚園・保育園への入園時期に，特性が明確になることが多い．乳幼児健診時点でも，「常に動いている」「どこにでも登ってしまう」などの「困り感」が表現されることは少なくないが，定型発達の子どもでも，ごく幼い頃は多動であることもある[2]ため，明確な判別がつかないことが多い．集団活動を行うようになると，「おとなしく座っているべき時に歩き出そうとする」「静かにしている必要がある場面でついしゃべりだしてしまう」など，他の多くの同年齢の子どもができることができないという形で，特徴が目立ってくる．

　また，「順番待ちができずに割り込んでしまう」「欲しいおもちゃがあった時に我慢できず，他児から奪ってしまう」など，他の子どもとトラブルを起こす原因となる行動もよくみられるようになる．さらに，注意をしてもそもそも最後まで話を聞いていないことが多いので，他の子どもと同じように指示したり注意するだけでは，これらの問題行動は収まりにくい．

　多動性・衝動性が強い児の場合は，幼児期はとにかく動き回るので，発見は容易である．ただし，全体的に発達が遅れている場合[3]，保護者との愛着関係がうまく築けていない場合[4]など，多動性や衝動性の高さにつながる要因は，ADHD以外にも多くありうる．したがって，多動だからといって，精査をせずにすぐにADHDの判定や診断を下すべきではない．

◇不注意症状のみがある場合

一方，不注意症状のみがある場合，幼児期には見落とされてしまうことが多い．集団生活のなかで，たとえ集中が続かず，最後まで話を聞いていなかったとしても，注意力以外の他の側面が発達している場合，補償行動も発達するので，特徴が目立ちにくい．

例えば，制作活動で教員の指示を聞き落としてしまった場合でも，周囲の子どもが何をしているかを目で確認することで，作品を完成させることはできる．コミュニケーション力や関係構築力が発達している場合，友達に助けられて日常生活を問題なくこなしている場合も多い．

そもそも学童期以前は，長く集中する必要のある活動は少ない．また，長時間の集中が必要な数少ない活動である読み聞かせなどでも，たとえその声を聞いていなかったとしても，動き回りさえしなければ，症状が周囲からわかることは少ない．つまり，不注意型ADHDの困難さが顕在化してくるのは，主に学童期である．

学童期

学童期になると，不注意症状，多動性・衝動性症状ともに，よりはっきりと不適応につながってくる．

◇学習への影響

まず，「授業に集中することが難しい」ということが挙げられる．小学校1年生ですら，1コマの授業（45分間）の集中を求められるので，ADHD児には厳しいことが多い．そのため，認知機能が特に高い児を除いては，授業の理解に支障が出てくることが多い．

多動性・衝動性が高い児の場合，黙って座っていることに耐えられず，教室内を歩き出したり，先生が質問をした時に言い終わる前に答えたり，他児にちょっかいを出したりするなど，明らかな授業妨害につながる行動をとることが少なくない．

宿題の提出も，大きな課題となることが多い．そもそも宿題が何であるかを正しく聞いていないことが多い．家での自主学習も集中が続かず，なかなか宿題を終わらせることができないうえ，たとえ宿題をこなせたとしても，その宿題を家に忘れてしまうことがある．

また，ADHDの特性は，テストの結果にも響く．「問題を最後まで読まないで答える」「問題そのものを見落とす」「問題の答えを考えているうちに次の問題へと関心が移り，当初の問題に答えるのを忘れる」「問題の細部を見落としてケアレスミスをする」といったことが多いため，たとえ授業の内容を理解していたとしても，テストの点数につながらないことがある．「解き終わったら見直す」「大事な部分には下線を引く」などの対策を教えても，それを実行することを忘れることも多い．

学習の問題は，高学年になるにつれて大きくなる．特に問題が大きくなりやすい科目は，国語である．低学年のうちは，文字の学習が中心であり，文章も短いことが多いが，高学年になるにつれ，長い文章を読んで，その内容を理解することが求められるようになってくる．すると，集中力を保つのが苦手なADHD児の場合，文章を読んでいるうちに飽きてしまい，要点がつかめなくなったりする．長文理解の困難さは，社会などの他の科目の成績にも影響することがある．

◇学校生活への影響

　ADHD特性は，学習面だけでなく，学校生活の他の側面にも影響を与える．特に衝動性が高い場合，友人や先生との良好な関係を保つのが難しい場合がある．「かっとなった時にすぐに手を出す」「話したいという気持ちに駆られて一方的に話し続ける」「秘密を我慢できずに他者に漏らす」「リアクションがおもしろい他者をからかい続ける」などの行動を，衝動に任せて行ってしまい，対人トラブルにつながることが多いからである．

　とはいえ，多動の特性が，高いコミュニケーション能力や運動能力と組み合った場合には，周囲を積極的に盛り上げたり，スポーツや遊びのなかで中心的な役割を果たすことが多くなり，比較的人気者になる児もいる．

思春期

◇時間・タスク管理の困難

　中学校に入ると，日々の生活にさまざまな変化が生じる．学業面では，内容がより抽象的で高度になり，宿題は教科ごとに指定され，試験も中間・期末試験として一時期にまとめて行われるようになる．部活動も本格的に開始される．さらに，友人関係の重要度が高まり，友人と一緒に過ごす時間や連絡頻度も増加する．

　そのため，さまざまな教科の勉強，課外活動，友人関係の構築や維持を，バランスをとりながら行わなければならなくなり，小学校までよりもはるかに高度な時間管理・タスク管理のスキルが要求される．ADHD傾向がある場合，活動の整理が苦手であることがほとんどであるため，この時間管理・タスク管理の難しさでつまずきやすい．

◇社会的刺激への対応

　活動範囲が広がることで，日常生活における社会的な刺激が増加する．ADHD特性がある場合，外的刺激に感情や行動が左右されやすい．したがって，必要な活動を遂行するには，本人の努力や環境調整をとおして，外的刺激の量や強さをうまくコントロールしていくことが重要である．

◇欲動のコントロール

　ADHD特性，特に多動・衝動性が強い中高生にとって，思春期のもう1つの課題は，生物学的変化から生じる内的刺激への対応である．この時期はホルモン量の変化の影響により，性欲が高まり，さらに男子では攻撃性も高まることが多い[5]．衝動性が強い場合，すなわち行動の制御が効きにくい場合では，これらの欲動が衝動的な行動を引き起こしやすくなるため，無謀なことをしたり，他者を傷つけるようなリスクが高くなる．

　一方で強い欲動は，うまく昇華させ，肯定的な方向に向けることで，大きなことを達成する原動力にもなりうる．適切な感情コントロールスキルを身につけることが大切である．

大学時代

　大学生活に入ると，生活の自由度は一気に高まる．授業は自分で選択するようになり，学業

のほかにアルバイトを始める者も増える．大学や専攻によっては，試験だけでなく中・長期的なレポート課題を課されることも多く，いつどの課題を行い，どのように時間配分するかを適切に考え，実行していく必要が出てくる．

また，一人暮らしを始める場合，食事や睡眠を含む体調管理，金銭管理，毎朝適切な時間に起床するなどの生活ペースづくりなどを，自分自身で行わなければならない．

◇不注意傾向がある場合

不注意傾向がある場合，行わなければならないことの整理がつかず，「レポートの提出期限を忘れる」「課題の内容や試験範囲を勘違いする」などの，大学生活に大きな影響を与えうる問題が発生しやすい．中高時代に比べて時間がかかる課題も増えるため，集中力がもたず，期限までに課題を終わらせることが難しいというケースも出てくるかもしれない．

◇多動・衝動傾向がある場合

多動性・衝動性も，学生生活の難しさにつながる．多くの大学では，サークルなどのイベントがあり，夜遅くまで友人と過ごすようなことも増える．アルバイトが楽しくて長時間働くこともあるかもしれない．

このような状況では，衝動性があって行動の制御力が低い学生の場合，サークル，アルバイト，友人との付き合いなどにのめり込み過ぎるあまり，「午前中の授業に出席できない」「試験勉強に十分な時間を割けない」など，本業である学業がおろそかになる可能性がある．

不注意型，多動性・衝動性型，混合型のどれであるにせよ，学生生活への影響が大きい場合は，学内および学外の適切な相談機関に支援を求めるべきである．

就職後

ADHD傾向は，仕事にも影響を及ぼすことが多い．職務に就くと，責任の度合いが一気に高くなるため，期限を厳守すること，ミスをしないことなどに関する要求水準が高まる．

ケアレスミスをしやすく，課題整理やスケジュール管理に困難さをもつ不注意傾向がある成人にとっては，挑戦的な状況である．また，仕事では安定した成果を求められることから，集中力が続かなかったり，仕事への取り組み方が外部要因に左右されやすいといった特性は，あまりよい結果をもたらさないだろう．

多動性・衝動性も，顧客や同僚とのトラブルのもとになることが多く，感情コントロールを適切に学んでいない場合は，職場不適応につながりやすい．

その一方で，多くの新しい情報を素早く捉えていく能力，興味があるところに勢いよく向かっていくエネルギーなどを生かす場面は，学生時代よりも多いと考えられる．したがって，適切な職業・職場の選択，および上司・同僚を含む周囲の理解が，職業上での成功を大きく左右するだろう．

●● ADHDの強み

他の人とは異なる視点

　ADHD傾向が高い児・者は，注意の向け方が，そうでない児・者とは異なる．言い換えれば，他者とは異なる視点で物事をみているともいえる．他者の目が行かない部分に，ついつい目が行ってしまうことは，新たな視点で物事や環境を見つめ直すことにつながる可能性がある．

　また，注意が分散する傾向は，1つのことだけに注目しないということでもあるため，特定のことにとらわれすぎることから生じる不適応のリスクは，多少減るかもしれない[6]．

バイタリティとスピード

　多動性は，エネルギーの高さの象徴でもあるので，そのエネルギーの振り分け方を学習することで，他者よりもかえって生産性が高い行動を行える可能性がある．

　衝動性に関しても，他の人が時間をかけて考えて決断するよりも，早く行動に移すことができるので，適切な思考・判断能力を身につければ，他者に先んじて行動することにつながる．

　困難さへの対処法をある程度身につけたうえで，職業や職場をうまく選ぶことができれば，ADHD特性を実社会に生かしていくことは，決して不可能ではないだろう．

●● ADHDの判定方法

　ADHDの判定には，本人・保護者・学校教員などからの聞き取り，標準化された質問票利用による不注意傾向や多動性・衝動性の強さの測定が不可欠である．そのほか，可能であるならば，行動観察も行ったほうが，より精度の高い判定を行うことができる．

　また，ADHD特性は遂行機能の障害であるともいわれている[7]．遂行機能とは，課題の目標やそれに関連する情報に選択的に注目して，その注目を適切に維持または切り替えつつ，課題の達成に必要な思考や行動を制御していく能力のことである．

　したがって，障害の程度を知り，適切な支援計画を立てるには，注意力や遂行機能の検査も追加できると望ましい．以下では，それぞれに関して重要なポイントを説明する．

本人・保護者・学校教員などからの聞き取り

◇本人または保護者の困り感

　現在，困っていること，心配していることについて詳細に尋ねる．高い多動性・衝動性がある幼児や小学生の場合，保護者が行動面に関して困っていることが多く，特に，「指示に正しく従わない」「じっとしているべき場面で動いてしまう」などの様子は，必ずといっていいほど報告される．指示に従わないことに関して尋ねる際は，知的能力障害や他の神経発達症と判別するため，「指示自体はわかっている様子か」を同時に尋ねておくとよい．

　不注意傾向が強い場合は，主に学業面に関する困り感として報告されやすい．「ケアレスミ

スが多い」「宿題に集中できずなかなか終わらない」などが，代表的な心配事である．

なお，困り感の聞き取りを行って，ADHD傾向を疑い始めた場合には，ADHD-RS(84頁参照)などの，ADHDに関する行動や特性に関するチェックリストをわたして回答してもらうと，最終的な判断の時点で役に立つ可能性がある．

◇妊娠・出生時情報

妊娠中の母親の行動，出生時の状況には，ADHDリスクを高める要因がある．例えば，妊娠中の母親の喫煙（受動喫煙を含む）[8, 9]や飲酒[10]は，ADHDのリスクを有意に高め，また早産や低出生体重などもADHDのリスクを増大させるため[11]，少なくともこれらの有無に関しては尋ねておくことが望ましい．

◇健康状況

ADHD特性だけでなく，さまざまな病気や慢性疾患が，不注意や多動・衝動性の原因となりうる．そのため，病歴，現在の健康状況，アレルギーなどの慢性疾患の有無，服薬状況（一部の薬の副作用がADHDに似た症状を起こしうる）を確認しておくことは大切である．

食事・睡眠状況も行動への影響があるので，確認しておく．また，視力・聴力が低いことも集中の困難さにつながるので，最新の検査時期とともに，問題がないかを尋ねておく．

◇これまでの養育状況，現在の生活状況

過酷な家庭環境，特に両親の極端な不仲や虐待などは，さまざまな行動問題につながっているため，ADHDとの判別のためにも，情報を得ておくことが望ましい．

◇園や学校・職場での状況

幼稚園や保育園，学校や職場での状況を確認する．集団活動・授業・業務遂行の際にどれだけ集中できているか，気が逸れやすいかを，具体例とともに尋ねる．その際，「誰かの話を聞いている時に，姿勢を崩したりもじもじしたりしていないか，上の空になってしまっていないか」なども確認しておく．また，ケアレスミスや忘れ物の頻度なども，診断基準と直接関係があるので確認する．さらに，友人や同僚，先生や上司との関係も尋ねておくとよい．衝動性の問題がある場合，何らかのトラブルがあり，関係が悪くなっている可能性もある．

大人や大学生の場合は本人から，幼児や小学校低学年の場合は保護者から，小学校高学年や中高生の場合は本人と保護者の両方から，情報収集を行うことが多い．この際，注意しなければならないのは，保護者の情報は間接的な情報であり，本人の情報はあくまで主観的な情報である，ということである．可能であれば，本人を直接見ている園や学校の教職員，職場の上司からの情報も得ることが望ましい．しかし，困り感について本人や保護者が述べたことで，十分に園・学校・職場での情報が得られた際は，改めて確認する必要はないかもしれない．

◇（ここまでで情報がなければ）家庭などでの状況

ADHDの診断基準の1つに，症状のいくつかは2か所以上の場所でみられる，というもの

がある．ほとんどの場合では，最初に困り感を尋ねた際に，家庭での状況を把握できる．しかし，特に本人に聞き取りを行った場合に多いのだが，学校・職場での困り感しか聞き出せないことがある．そのような場合は，家庭での情報を尋ねる必要がある．

　ADHD傾向から生じる困り感は，宿題を行う時，家事や育児をこなす時，学校や職場に行くための身支度や準備を行う時などに現れやすいので，そのような場面での状況を主に確認する．「一人暮らしで比較的自由に時間が使えるため，家での生活に特に困り感を感じていない」などの理由で，家庭での状況からADHD傾向の判断がつかない場合は，外出時なども含め，家や学校・職場以外で困っている場面はないかを聞き出しておく必要がある．

◇これまでの療育や支援サービスの経験，困り感への対処方法

　以前に療育や支援サービスなどを受けたことがあれば，情報を得ておく．また，これまで困り感を軽減するためにどのようなことを行ってきたか，何が効果的で，何が効果的でなかったかなどを尋ねておくと，支援計画を立てる際に役立つ．

標準化された質問票

　ADHDの診断基準(76頁参照)でも述べたように，不注意傾向や衝動性などは多かれ少なかれ，誰でももっているものである．このため，ADHD判定のためには，対象者のこれらの傾向が，同一文化内の同じ性別，同年代の他者と比較して，どれだけ著しいものであるかを調べておく必要がある．

　この際に重要となるのが，標準化された質問票の実施である．以下に，代表的な質問票を紹介する．なお，各質問票の価格などは2019年時点のものである．

◇ADHD-RS

　ADHD-RS(ADHD-Rating Scale)は，ADHDの症状の程度を測定するための質問票であり，1998年に米国で出版された．日本語版は市川宏伸氏らによる監修で，2008年に作成されている．

　使用対象年齢は5〜18歳であり，保護者や教員が回答する．質問項目は全部で18項目，不注意症状と多動性・衝動性症状が各9項目で構成され，各症状に関して「ない，もしくはほとんどない」から「非常にしばしばある」の4段階で回答する．質問の回答をもとに，「不注意」「多動性・衝動性」の合計得点がそれぞれ算出される．質問票は標準化されているため，合計得点と対応したパーセンタイルランク(100人中下から数えて何番目か)がわかるようになっている．

　日本語版ADHD-RSは「診断・対応のためのADHD評価スケール　ADHD-RS(DSM準拠)」(明石書店，3,000円＋税)として出版されている．質問票とスコアシートが巻末についており，本を購入すれば，複製して使用することができる．

　ADHD-RSは，診断基準と対応した項目で構成されているため，診断基準にある各症状が認められるかに関する情報を素早く集めることに適している．ADHD-RSは，出版時期の関係によりDSM-5ではなくDSM-IVをもとに作成されているものの，診断基準として用いている症状自体に変更はないため，現在でもADHDの判定の材料として利用することは可能であ

ろう．

　なお，ADHDの診断・判定には，2か所以上の場面で症状が認められる必要があるので，可能であれば，保護者と教員の両者に質問票を記入してもらうとよいだろう．

◇Conners 3日本語版DSM-5対応

　Conners 3は，ADHDと関連する認知・感情・行動の諸問題の程度を測るための質問票であり，2008年に米国で開発された．田中康雄氏の翻訳により日本語版が作成され，DSM-5対応版は2017年に出版された．使用対象年齢は6～18歳である．

　Conners 3には保護者用・教員用・本人用の3種類があり，それぞれ110問・115問・99問の質問で構成されている．各質問は過去1か月を想起し，「全然当てはまらなかった」から「とてもよく当てはまった」の4段階で回答を行う．質問の回答を用いて，各下位スケールの得点を算出する．

　Conners 3の下位スケールには，臨床的な概念をもとにした6つの主要因スケール（①不注意，②多動性・衝動性，③学習の問題，④遂行機能，⑤挑戦性／攻撃性，⑥友人／家族関係）および，DSM-5の診断基準に対応した4つのスケール［①ADHD不注意，②ADHD多動性・衝動性，③素行症（conduct disorder：CD），④反抗挑発症（oppositional defiant disorder：ODD）］がある．また，ADHD傾向でリスクが高まる「不安」「抑うつ」のスクリーニング項目や，問題行動の危険性に関する項目のほか，回答傾向を調べることで，結果の妥当性を検証するための項目も含まれている．

　質問票は標準化されており，各下位スケールの得点はtスコアで算出され，それぞれの特性が同じ年齢・同じ性別の他児と比べた場合に，どれくらいの強さであるかがわかる．例えば，ある児の「不注意」下位スケールでのt＝70という得点は，98パーセンタイルランクと対応しており，不注意の程度が同年齢・同性別の児童のなかの，上位2％の高さであるという意味となる．

　Conners 3日本語版DSM-5対応版は，2019年時点で金子書房，サクセス・ベル社，千葉テストセンターなどのウェブサイトで購入できる（マニュアル15,000円＋税，マニュアル補足ガイド1,000円＋税，各種検査用紙5名分1組5,000円＋税）．

　質問票であることから，実施は容易であり，ADHDの中心的症状から，ADHDと関連が深い認知機能である遂行機能，困難さが現れやすい学習面や対人関係，さらにADHD傾向があることで結果的に派生しやすい「不安」や「抑うつ」の程度まで，ADHDに関連する多様な側面を相対的に把握できるため，支援計画の適切な作成に役立つ．

　なお，2場面で症状がみられるというADHDの診断基準に基づき，ADHD-RSと同様に，可能であれば保護者と教員の両者に，質問票を記入してもらうとよい．中学生や高校生では，教科ごとに取り組み方が違うことも考えられるので，2人以上の教員に記入してもらうと，よりよい支援計画作成に役立つ．

◇CAARS

　CAARS（Conners' Adult ADHD Rating Scale）は，上記のConners 3と同じ作者によっ

て1998年に開発された，18歳以上を対象としたADHD関連症状を評価するための質問票である．日本語版は中村和彦氏の監訳により，2012年に出版された．

　CAARSには，自己記入式と観察者（パートナー，家族，親友など最近の対象者をよく知る人）評価式の2種類の質問票があり，それぞれ66問ずつの質問で構成されている．各質問は「まったく当てはまらない」から「非常に当てはまる」の4段階で回答する．

　下位スケールは，①注意不足／記憶の問題，②多動性／落ち着きのなさ，③衝動性／情緒不安定，④自己概念の問題，⑤DSM-IV不注意型症状，⑥DSM-IV多動性・衝動性型症状，⑦DSM-IV総合ADHD症状，⑧ADHD指標，の8つがあり，各質問への回答を用いて得点が算出される．また，回答の一貫性を判別する指標も存在する．各スケールの得点は，Conners3同様，tスコアが用いられている．

　CAARS日本語版は，2019年現在，金子書房，サクセス・ベル社，福岡心理テストセンターなどのウェブサイトで購入可能である（マニュアル12,000円＋税，各検査用紙5名分1組4,500円）．

　CAARSもADHD-RS同様，DSM-5ではなくDSM-IVをもとに作成されているが，診断基準の症状は同一であるため，引き続きADHDの判定に利用が可能であろう．なお，ADHD症状は，自己認識と周囲の認識で，その度合いに差があることが多いため，2種類の質問票を両方とも実施して得点を比較することで，症状の程度やそれに伴う困り感を，より詳細に把握することができる．

行動観察

　ADHDの判定をより正確に行うためには，検査者による直接の行動観察が必要である．というのも，保護者や教員は，自分自身の困り感に応じて，症状を過大報告または過小報告する可能性があるからである．また，特に大人の場合，2つ以上の場面における行動に関して，観察者からの情報を得ることは難しいことが多いため，検査者自身が新たな場面を設定し，直接症状の観察を行うことが重要になる．

　行動観察は，主に認知機能検査・心理検査・面談などの検査場面をとおして行うか，園や学校の教室などに直接訪問して行うことになる（もちろん両方行うことが，情報量としては最も望ましい）．以下では，各場面での行動観察の方法，および着目点に関して簡単に紹介する．

◇検査場面での行動観察

　認知機能検査・心理検査・発達検査では，検査中の行動を観察することで，被検査者の不注意や衝動性に関する情報が得られる．

　まず，検査自体にどれくらい集中して取り組んでいるかをみる．ADHD傾向がある児・者の場合，時間が経つと取り組みが悪くなったり，課題によって取り組み方に差が出てくる．精神的負荷が高い課題を嫌うことも，ADHDの症状の1つであるので，簡単な課題にはよく取り組んでも，難しい課題になった時にすぐに諦めてしまうこともある．

　課題への回答の仕方に関しても，「質問をすると間髪入れずに（あまり考えずに）答えを言う」「急いで課題を行うあまり，行やページを飛ばす傾向がある」といった特徴をもつ児・者もいる．

さらに，細かい指示を聞かず，勘違いしたまま，回答を行う児・者もいる．

検査室内外の刺激に対する反応も，注目すべきポイントである．特にADHD傾向のある幼児に多くみられるのだが，事前に部屋を片づけ，視界内からできる限りのモノを取り除いていたとしても，インターフォンなどの些細な刺激に反応して，検査から気が逸れてしまうことがある．また，いくら注意してもソファーなどによじ登る子どもや，部屋中を歩き回る子どももいる．これらの行動は，ADHD傾向の特徴を表していることが多いので，検査中に記録しておくことが，判定の助けになる．

◇教室での行動観察

ADHDの判定を行う際は，実施できる状況は限られているものの，可能であるならば，実際の園や学校での活動や授業における様子を観察できるとよい．というのも，不注意や衝動性が，本人の要因ではなく，環境要因によって生じているケースもあるからである．本人だけでなく，周囲の児の様子も観察しておくことが望ましい．

教室での行動観察には，非系統的観察と系統的観察の2種類がある．

非系統的観察では，比較的自由に，授業中の様子を観察して記録するが，全体の様子だけでなく，時間ごとにどのような様子であったかを，細かく記録しておくとよい．必ずみておく必要があるのは，「話を集中して聞いているか」「黒板を見ているか」「ノートは適切にとっているか」「どれくらいの時間，集中して聞いているか」などである．

「姿勢の崩れ」「離席行動」「不適切発言」「周囲の生徒へのちょっかい」などが観察された際には，きっかけと思われる出来事とともに記録しておく．教室での観察の際には，周囲の児の様子も記録として残しておくことが，後に比較を行ううえで大切である．

系統的観察では，20～30分の間，対象児と周囲の児の両方を定期的に観察する．「黒板やノートへの注目の有無」「姿勢のくずれの有無」「授業と関係ない行動の有無」など，あらかじめ観察する2～3項目を，具体的に決めておく．観察の際には，時計やストップウォッチと専用の記録用紙を用意しておき，決まった秒数（著者の経験上では15～20秒が実施しやすい）ごとに，観察項目に関する記録を行う．例えば，「黒板やノートへの注目の有無」に関しては15秒間の最初の時点で注目しているか否かを記録し，「姿勢の崩れの有無」に関しては15秒の間に姿勢の崩れがあったか否かを記録する．

対象者の行動を3～4回記録した後は，今度は「周囲の児」の行動を，同じ秒数で観察し，記録する．この「周囲の児」は，クラス全体ではなく，「クラスで代表的な1人の児」である．適切に比較するためには，できる限り，そのクラスの平均的な児を選んでおく必要があるので，具体的に誰にするかは，あらかじめ教員と相談して決めておく．

この「周囲の児」の行動観察と記録を1回行った後は，対象児の観察に戻り，同様の手順を繰り返す．こうすることで，対象児は15～20秒に一度，比較対象の児は1分～1分半に一度，行動を記録できることになり，20～30分の間に，1つの行動に対して対象児で少なくとも60個，周囲の児で20個程度のデータが取得できる．表6に，記録用紙の最初の部分の例を示す．

系統的観察では，観察の後に集計を行う．具体的には，各行動に関して観察時間内にその行動が行われた割合を，対象児と周囲の児でそれぞれ算出する．例えば，「黒板やノートへの注目」

表6 系統的観察記録用紙の例

	1	2	3	4	P1	5	6	7	8	P2	9	10	11	12	P3
黒板・ノートへの注目			○	○	○	○			○	○		○	○	○	○
姿勢の崩れ	○	○			○	○				○	○		○		
授業と関係ない行動		○					○			○					

＊上段の1～12は「対象生徒観察1～12回目」を，P1～3は「比較対象生徒観察1～3回目」を示す．

表7 系統的観察集計用紙の例

観察項目	対象生徒	比較対象生徒
黒板・ノートへの注目	66%	95%
姿勢の崩れ	25%	8%
授業と関係ない行動	14%	3%

が，対象児で60回中40回，周囲の児で20回中19回であったら，それぞれ66%，95%とする．表7に集計用紙の記入例を示す．

このような値を行動ごとに算出することで，検査対象児が，同一環境内の他の児に比べて，不注意行動や多動・衝動的行動が多いかどうかがわかる．もし多ければ，これらの行動は本人の特性を表している可能性が高く，さもなければ環境要因から生じている可能性が高い．

注意力・遂行機能の検査

ADHDは注意力の障害であり，また，上述したとおり，遂行機能の障害とも深い関係があることが知られている[7]．そのため，遂行機能の検査を行うことは，適切な支援計画の作成につながる．以下に，注意力や遂行機能を測定できる代表的な検査を紹介する．

◇標準注意検査法・標準意欲評価法（CATS）

標準注意検査法・標準意欲評価法（Clinical Assessment for Attention and Spontaneity：CATS）は，20～79歳を対象とした注意力と意欲の検査であり，日本高次脳機能障害学会により2006年に開発された[12]．CATSは，検査キットを用いる標準注意検査法（CAT），および質問票検査の標準意欲評価法（CAS）から構成される．このうちのCATが注意力の検査であり，以下の7つの下位検査が含まれる．

①Span：聴覚記憶を測るdigit span（数唱）と，視覚記憶を測るtapping span（視覚性スパン）で構成される検査

②Cancellation and detection test：提示された複数の刺激のなかから，目標の刺激を特定する検査．Visual cancellation task（視覚性抹消課題）とauditory detection task（聴覚性検出課題）から構成される．

③Symbol digit modalities test：記号に対応する数字を，制限時間内にできるだけ多く記入する検査

④Memory updating test：口頭で提示された数列から，末尾2～4桁のみを復唱する検査

⑤Paced auditory serial addition test：CDで数字を連続して聞きながら，その数字の前後に提示された数字を足していく検査

⑥Position stroop test：用紙の上段・中断・下段に1文字ずつ配置されている「上」「中」「下」の字の意味に惑わされず，文字の位置をできるだけ速く答える検査

⑦Continuous performance test：コンピュータを用いて，3種類の異なる条件で，数字の「7」がディスプレイに表示された時だけ，素早くスペースキーを押す検査

①では短期記憶，②では選択的注意，③～⑥の4つではワーキングメモリーの機能を反映した注意の分配・変換・制御能力，⑦では持続的注意が，それぞれ測定できる．

得点は，日本高次脳機能障害学会ウェブサイトから無料でダウンロードできるソフトに入力して，下位検査ごとに，各年代の平均値や±1SD（標準偏差）値と比較することができる．この検査は，総合得点を算出するものではないので，必要に応じて一部の下位検査のみを実施することができる．なお，⑦ではコンピュータを使用するため，実施には環境を整える必要がある．

CATは，2019年現在，新興医学出版社，サクセス・ベル社，千葉テストセンターなどのウェブサイトを通じて，CASとセットで購入できる（検査器具一式 22,000円＋税，評価・検査・記録用紙各20部 6,000円）．本来は脳損傷者用に開発された検査ではあるが，比較的重度のADHD傾向の成人に対しても，多面的な注意機能を評価することを目的として，利用可能であると思われる．全検査を行う必要がないので，他の方法で得られた情報から機能障害と関連しそうな部分のみを対象として，検査を行ってもよいだろう．

◇DN-CAS認知評価システム（DN-CAS）

DN-CAS 認知評価システム［Das-Naglieri Cognitive Assessment System（DN-CAS，原典では単にCAS）］は，Das博士が提唱した知能のPASS理論に基づいた検査であり，1997年にカナダで開発され，日本語版は開発後に標準化された後，前川久男氏らによって2007年に作成された．対象年齢は5～17歳である．

PASS理論では，知能は，①プランニング［P（planning）：提示された問題を効果的に解決する方法を考え，実行する能力］，②注意［A（attention）：提示された情報から必要なもののみに注意を向ける能力］，③同時処理［S（simultaneous）：一度に提示された情報を統合する能力］，④継次処理［S（successive）：順を追って提示された複数の情報を系列順序として統合する能力］，の4つの認知機能（PASS）から構成されるとされ，DN-CASでは，これらの4つの能力を，各3つの下位検査で測定する（表8）．

下位検査の得点に基づいて，それぞれの領域ごとに領域得点が算出可能であり，標準得点を

求めることで，領域ごとの発達を確認できる．

　DN-CASは2019年現在，多くの出版社のウェブサイトで購入できる［コンプリートセット105,000円，なお，記録用紙・検査用紙のセット（20部）や年齢別ワークブックセットなどの別売もある］．DN-CASは，すべての下位検査（12種類）を行う標準実施を基本としているが，8種類の検査のみの簡易実施も可能である．全検査を実施するとなると，検査時間が40～60分かかるが，注意力は「注意」領域，遂行機能は「プランニング」領域の得点と関連性が深く，他領域の得点も認知特性の理解に役立つため，教育場面におけるよりよい支援計画を作成するうえで，実施を検討できる．

表8　DN-CASにおける検査項目

能力	検査	方法
プランニング(P)	数の対探し	一列に並んだ数字から同一の数字の組みを探す課題
	文字の変換	文字に対応した記号を素早く書いていく課題
	系列つなぎ	用紙上にランダムに散りばめられた文字や数字を，決まった順に探してつないでいく課題
注意(A)	表出の制御	別の色で書かれた色名（例：青で書かれた「きいろ」）を見て，名前を言わずに文字の色を言うなど，拮抗刺激に惑わされず，選択的に注目を向ける課題
	数字探し	たくさんの列に並んだ数字から，特定の数字を選び出す課題
	形と名前	列のなかから，同一カテゴリーに属する2つの絵や字のペアを見つける課題
同時処理(S)	図形の推理	一列に並べられた図のパターンを読み取る課題
	関係の理解	口頭で複数の図形の位置の関係性が提示され，それに対応した図を選択する課題
	図形の記憶	数秒間図形が提示された後，その図形を別ページの図形の内部に見つけ出し，描き出す課題
継次処理(S)	単語の記憶	口頭で提示された複数の単語を同じ順序で繰り返す課題
	文の記憶	口頭で提示された文章を繰り返す課題
	発語の速さ／統語の理解	特定の単語の組み合わせをできるだけ速く，決められた回数繰り返して言う課題，および連結された語でできた文章を正しく理解し，質問に答える課題

＊「同時処理」「継次処理」は，KABC-IIの同項目と同じである．

◇ウィスコンシンカードソーティングテスト（WCST）

　ウィスコンシンカードソーティングテスト（Wisconsin Card Sorting Test：WCST）は，Berg博士らによって1948年に考案され，その後，多くの研究者・臨床家により改変版が提案・利用されているカード分類課題であり，神経心理学的検査の一部として頻繁に用いられている[13]．現在では，実際のカードでなく，コンピュータ上で分類を行うバージョンも存在する．日本語での検査教示法は，鹿島晴雄氏らによって発表されていて[14]，これは慶應版ウィスコンシンカード分類検査（KWCST）と呼ばれている．

　この課題は，被検査者が手持ちのカードを分類する課題である．手持ちのカード（反応カードと呼ばれる）には，1つまたは複数の同じ図形が描かれ，カードごとに①図形の色，②形，③数，が異なっている．分類は，これら3つのカテゴリーのどれかで行うが，どれで行うかは，被検査者には事前に知らされていない．示されたカード（刺激カードと呼ばれる）を見て，被検査者は分類カテゴリーを推測し，それに従ってどれと一緒のグループかを考え（カードを分類し），反応カードを刺激カードのところに置く．

　例えば，反応カードが「緑の三角が2個」であり，刺激カードが「緑の星型が1個」「赤の十字が2個」「青の三角が3個」「黄色の丸が4個」の4枚であるとする．この時，被検査者が「色」での分類と推測した場合には，反応カードを，「緑の星型が1個」の刺激カードのところに置く．同様に，「形」と推測した場合には「青の三角が3個」のカードのところに，「数」と推測した場合には「赤の十字が2個」のカードのところに置く．検査者は，反応カードが1枚置かれるごとに，正誤を知らせる．その情報をもとに，被検査者は正しい分類カテゴリーを推測し，次のカードの分類を行う．正しい分類が数回行われた後には，分類カテゴリーが変更され，被検査者は検査者のフィードバックをもとに，正しい分類カテゴリーを推測し直す．基本的にはこの作業を，すべてのカードの分類が終わるまで繰り返す．

　KWCSTでは，推測が成功したとみなされるカテゴリー数（達成カテゴリー数），分類が間違っていると指摘されても分類カテゴリーを変更できない「ネルソン型保続性誤反応」，分類カテゴリー変更後に変更が知らされたにもかかわらず以前のカテゴリーで分類を行う「ミルナー型保続性誤反応」，正しく分類できていたにもかかわらず突然その分類カテゴリーを忘れる「セットの維持困難」などの得点を算出することができ，年齢別平均値と比較することでの評価も可能である[15]．「達成カテゴリー数」の多さや，「保続性誤反応」の少なさは，遂行機能の高さと関連があり，「セットの維持困難」は，注意維持力の低さと関連があると考えられる．

　KWCSTは2019年現在，複数の出版社および代理店からオンラインで購入できる［検査セット20,000円＋税，タイプA（初心者用）評価用紙30部8,000円＋税，タイプB（熟練者用）評価用紙100部4,000円＋税］．KWCSTは，マニュアルを熟読し少し練習を行えば，実施が比較的容易であるため，遂行機能を測定するうえで有用なツールであると考えられる．

ADHDの診断・判定を行ううえでの注意

　ADHDの診断・判定は，以上に示した情報を総合して行う．診断・判定において注意すべき点は2つある．

◇2つ以上の情報に基づいた症状の特定

まず，必ず2つ以上の情報に基づいて，症状の特定を行うことである．例えば，「注意を持続することが困難」という特性の有無を判別する際，保護者の直接の報告だけでなく，本人や保護者の質問票の回答や，実際の検査中の様子から，「注意の持続困難」がみられたかを確認する．

一つ一つの症状を確認し，診断基準に該当する数の症状がみられたか，いくつかの症状は2つ以上の場面でみられているか，中高生以上の場合は12歳未満から症状があったか，などを考慮したうえで判断する．

◇他疾患・障害，環境要因による不適応との判別

ADHDの診断・判定の際にもう一つ注意すべきことは，他疾患や障害，環境要因による不適応との判別を適切に行うことである．というのも，頻繁な不注意や高い多動・衝動性自体は，ADHD傾向以外に原因があることも多いからである．

例えば，知的能力障害（ID）がある場合，普通学級では授業についていけず，ぼーっとしてしまって不注意傾向があるようにみえたり，イライラしたり飽きっぽいことで離席を繰り返すことで，多動傾向と勘違いされることも多い．

視力や聴力に問題がある場合，情報がうまく入手できないので，活動に集中することは難しくなるが，特に幼い子どもでは，自分から困難さを訴えるのが難しいため，保護者がそうした知覚に関する問題に気づいてないことも多い．

また，うつ病やPTSD（post traumatic stress disorder：心的外傷後ストレス障害）など[16]，集中の困難さにつながりうる精神疾患も多い．家庭での養育環境が，衝動性などにつながることもある．さらに，親の離婚や友人の死などのライフイベント，転校や引っ越しなどによる急激な環境変化の直後に，一時的に不注意や衝動性が増すこともある．

ADHDの判定の際には，こうした他の説明要因を一つ一つ否定していかなければならないので，現在の状況やこれまでの発達状況に関する多面的で詳細な聞き取りは必要不可欠であり，場合によっては，認知機能や他精神疾患に関する検査も必須となる．

*　*　*

ADHDは，不注意，または多動性・衝動性，もしくはその両方を特徴とする障害であり，2つ以上の場面で困難さがみられ，主に学習面や対人関係に影響が現れる．

「注意が続かない」「気が逸れやすい」「衝動を制御できない」といった特徴は，不適応をもたらすことが多いが，適切な環境を選択し，困難さへの対処法を身につけることで，他者とは異なる注意の向け方やエネルギーの高さを，よい方向へ生かすことも不可能ではないだろう．

ADHDの判定は，本人・保護者・教員などからの詳細な聞き取り，標準化された質問票検査，行動観察などから得られた情報を総合して行う．よりよい支援計画を立てるためには，遂行機能の検査も行うことが望ましい．

なお，不注意や多動・衝動性自体は，ADHD傾向以外が原因であることも多いため，鑑別診断のため，場合によっては認知検査や他精神疾患に関する検査も行う必要がある．

「注意欠如・多動症（ADHD）のサインと判定法」に関する文献

1) 日本精神神経学会監修，高橋三郎，大野　裕監訳：DSM-5　精神疾患の分類と診断の手引．医学書院，2014．
2) 福岡地区小児科医会乳幼児保健委員会：発達障害が疑われる子どものみかたと対応．福岡地区小児科医会乳幼児保健委員会（編）：乳幼児健診マニュアル　第5版．医学書院，2015，p25-32．
3) Johnson S, Kochhar P, Hennessy E, et al: Antecedents of attention-deficit/hyperactivity disorder symptoms in children born extremely preterm. Journal of developmental and behavioral pediatrics. J Dev Behav Pediatr 2016; 37(4): 285-297.
4) Estévez A, Chávez-Vera MD, Momeñe J, et al: The role of emotional dependence in the relationship between attachment and impulsive behavior. Anales de Psicología. 2018; 34(3): 438.
5) Peper JS, De Reus MA, Van Den Heuvel MP, et al: Short fused? associations between white matter connections, sex steroids, and aggression across adolescence. Hum Brain Mapp 2015; 36(3): 1043-1052.
6) 鈴木慶太：発達障害の就労移行支援事業．宮尾益知・橋本圭司（編著）：発達障害のリハビリテーション；多職種アプローチの実際．医学書院，2017，p242-254．
7) Sonuga-Barke E, Bitsakou P, Thompson M: Beyond the dual pathway model: evidence for the dissociation of timing, inhibitory, and delay-related impairments in attention-deficit/hyperactivity disorder. J Am Acad Child Adolesc Psychiatry 2010; 49(4): 345-355.
8) Neuman RJ, Lobos E, Reich W, et al: Prenatal smoking exposure and dopaminergic genotypes interact to cause a severe ADHD subtype. Biol Psychiatry 2007; 61(12): 1320-1328.
9) Langley K, Rice F, van den Bree MB, et al: Maternal smoking during pregnancy as an environmental risk factor for attention deficit hyperactivity disorder behaviour. A review. Minerva Pediatr 2005; 57(6): 359-371.
10) Eilertsen EM, Gjerde LC, Reichborn-Kjennerud T, et al: Maternal alcohol use during pregnancy and offspring attention-deficit hyperactivity disorder (ADHD): a prospective sibling control study. Int J Epidemiol 2017; 46(5): 1633-1640.
11) Sucksdorff M, Lehtonen L, Chudal R, et al: Preterm birth and poor fetal growth as risk factors of attention-deficit/hyperactivity disorder. Pediatrics 2015; 136(3): e599-608.
12) 加藤元一郎：標準注意検査法（CAT）と標準意欲評価法（CAS）の開発とその経過．高次脳機能研究 2006；26(3)：310-319．
13) 加戸陽子，松田真正，眞田敏：Wisconsin Card Sorting Testの諸手法と発達障害への臨床応用．岡山大学教育学部研究集録 2004；125：35-42．
14) 鹿島晴雄：Wisconsin Card Sorting Test（Keio Version）（KWCST）．脳と精神の医学 1995；6：209-216．
15) 加戸陽子，眞田敏，柳原正文，他：健常児・者におけるKeio版 Wisconsin Card Sorting Testの発達的および加齢変化の検討．脳と発達 2004；36(6)：475-480．
16) 米山　明：早期からの発見と支援の現状．宮尾益知・橋本圭司（編著）：発達障害のリハビリテーション；多職種アプローチの実際．医学書院，2017，p14-26．

限局性学習症（SLD）のサインと判定法

> **本節のPoint**
> - 限局性学習症（SLD）は，全般的な知的能力には問題がないにもかかわらず，読み書きや算数などの特定分野の学習に，著しい困難を生じる障害のことである．
> - SLDの判定・診断のプロセスは非常に複雑であり，米国では，①困難さを抱える生徒の発見，②通常教育内での支援，③支援の効果が認められない場合の専門職チームによる詳細検査，④すべての情報を総合した判定・支援計画策定，と進む．
> - 日本での診断では，①全国学力テストやカラーテストなどの結果から対象となる生徒を特定する，②標準化された検査（KABC-IIの習得尺度）により学習到達度を測定する，③家庭での生活状況の聞き取り，専門職による個別知能検査や行動評価，④除外のための詳細評価，などのプロセスが必要であろう．

　限局性学習症／限局性学習障害（specific learning disorder：SLD）は，学習障害（learning disorder：LD）のDSM-5における診断名[1]であり，全般的な知的能力には問題がないにもかかわらず，読み書きや算数などの特定分野の学習に，著しい困難を生じる障害のことである．

　本節ではまず，DSM-5に基づいた診断基準の解説を行い，診断基準が決定された背景を説明した後，実際の判定法に関する米国の現状を紹介したうえで，日本での判定法に関して考察する．

●● SLDの診断基準

　SLDは，複数の基準を用いて診断が行われる．各診断基準は以下のとおりである．

症状と継続期間

　DSM-5（表9）の診断基準Aによると，学習の困難さに関する症状として，
- 不的確または速度が遅く，努力を要する読字
- 読んでいるものの意味を理解することの困難さ
- 綴字（ていじ）の困難さ
- 書字表出の困難さ
- 数字の概念，数値，または計算を習得することの困難さ
- 数学的推論の困難さ

の6つのいずれかがあることとされている．

　最初の2つは「読み」，次の2つは「書き」，最後の2つは「算数」に関する困難さであり，それぞれさらに2分野ずつに分かれている．すなわち，「読み」は「文字や単語の特定」と「読解力」，「書き」は「文字や単語の書字」と「文や文章の作成」，「算数」は「数や計算方法の理解」と「文章題

表9 日本語版DSM-5における限局性学習障害（SLD）の診断基準

A. 学習や学業的技能の使用に困難があり，その困難を対象とした介入が提供されているにもかかわらず，以下の症状の少なくとも1つが存在し，少なくとも6か月間持続していることで明らかになる．
　①不的確または速度が遅く，努力を要する読字（例：単語を間違って，またゆっくりとためらいがちに音読する．しばしば言葉を当てずっぽうに言う．言葉を発音することの困難さをもつ）
　②読んでいるものの意味を理解することの困難さ（例：文章を正確に読む場合もあるが，読んでいるもののつながり，関係，意味するもの，またはより深い意味を理解していない可能性がある）
　③綴字の困難さ（例：母音や子音を付け加えたり，入れ忘れたり，置き換えたりする可能性がある）
　④書字表出の困難さ（例：文章のなかで複数の文法や句読点を間違える．段落のまとめ方が下手．思考の書字表出に明確さがない）
　⑤数字の概念，数値，または計算を習得することの困難さ（例：数字，その大小，および関係の理解に乏しい．1桁の足し算を行うのに，同級生が行うように数字的事実を思い浮かべるのではなく，指を折って数える．算術計算の途中で迷ってしまい，方法を変更する可能性がある）
　⑥数学的推論の困難さ（例：定量的問題を解くために，数学的概念，数学的事実，または数学的方法を適用することが非常に困難である）

B. 欠陥のある学業的技能は，その人の暦年齢で期待されるよりも，著明にかつ定量的に低く，学業または職業遂行能力，または日常生活活動に意味のある障害を引き起こしており，個別施行の標準化された到達尺度，および総合的な臨床評価で確認されている．17歳以上の人においては，確認された学習困難の経歴は，標準化された評価の代わりにしてよい可能性がある．

C. 学習困難は学齢期に始まるが，欠陥のある学業的技能に対する要求が，その人の限られた能力を超えるまでは，完全には明らかにはならない可能性がある（例：時間制限のある試験．厳しい締め切り期間内に長く複雑な報告書を読んだり書いたりすること．過度に重い学業的負荷）．

D. 学習困難は知的能力障害群，非矯正視力または聴力，他の精神または神経疾患，心理的社会的逆境，学業的指導に用いる言語の習熟度不足，または不適切な教育的指導によってはうまく説明されない．

注：4つの診断基準はその人の経歴（発達歴，病歴，家族歴，教育歴），成績表，および心理教育的評価の臨床的総括に基づいて満たされるべきである．
（日本精神神経学会監修，高橋三郎，大野　裕監訳：DSM-5　精神疾患の分類と診断の手引．医学書院，2014，p34-37. を改変して引用）

である．

　これらのいずれかで，6か月以上継続して困難さがみられるかどうかが，診断には必要となる．ただ，「困難さ」は本人の問題ではなく，教え方の問題である場合も多いので，「介入が提供されているにもかかわらず」という但し書きが加わる．すなわち，適切な支援によって困難さがなくなる場合，SLDとは診断されない．

症状の度合い

　診断基準Bは，症状の度合いに関して定義している．生徒本人や教員の主観によって，「国語（算数）ができない」というのみでは診断できず，そのような実際の学習現場などでの「困り感」に加えて，標準化された個別施行での到達度検査を含む臨床評価で，結果が同年齢平均より著しく低い必要がある．

　まず，判定対象者の学力を確認する方法として，集団で受ける学力テストの結果は，学力だけにとどまらないさまざまな要因の影響を受けやすいため，そのような影響が少ない個別施行での到達度検査の実施が必須となっている．また，「著しく低い」の指標としては，米国の学校では，標準点数70（下位2％）以下を用いることが多い．

　なお，17歳以上の場合，学習目標や環境が多様すぎて，その時点での標準的な到達度を決定することが難しいことから，これまでに著しい困難さが生じていたという記録があればよいことになっている．

学習困難がみられる時期

　診断基準Cは，発症時期に関するものである．他の発達障害の場合，症状は日常生活すべての場面に及ぶため，症状が低年齢からみられることが診断基準とされているが，SLDの場合，症状は読み・書き・算数の能力が必要な場面に限定され，さらに成育環境によってはそれらの能力に対する要求水準が低く，障害があることがわからない可能性もある．

　例えば，初期の教育が「体験」を中心に行われ，「読み書き」をあまり要求されなかった場合，後になって学習に読み書きが要求される場面になって初めて，読み書きの困難さが発覚するかもしれない．診断基準Cでも，要求水準が本人の能力を超えるまで，学習困難の症状が明確にならない可能性があることが記載されている．

除外基準

　診断基準Dでは除外基準が列挙されており，学習の困難さは①知的能力障害（ID），②非矯正視力や聴力，③他の精神疾患や神経学的疾患，④心理的社会的な逆境，⑤教育に用いられている言語能力の低さ，⑥不適切な指導方法，などでは説明できない必要がある，とされている．

　①に関しては，言語能力や空間認知能力や推理能力などの知的能力が低い場合は，学業にも困難をきたすので，「限局性」学習障害とはいえない．

　②に関しては，教員の言葉が聞こえない，黒板が見えない状況では，学習が困難になるのは当然なので，これらの問題がある場合は，矯正されてもなお問題が続かない限り，学習障害とは判断されない．

　③に関しては，不安やうつなどの精神疾患，脳性麻痺，あるいは自閉スペクトラム症（ASD）や注意欠如・多動症（ADHD）などの神経学的疾患は生活全体に影響を与え，学業も例外ではないことから，これらの影響を差し引いても，まだ説明がつかない困難さがない限り，SLDとは診断されない（ただし，これらの精神疾患は，学習障害の二次障害として併存している可能性がある）．

④に関しては，極度な貧困，虐待などを含む家庭問題など，明らかに学習を妨げるような心理的社会的環境が原因で学習困難に陥った場合は（状況が改善されても学習困難が続かない限り），学習障害ではない．

⑤は，米国において教育を受けている言語が母語と異なる子どもが多いことにより設けられた診断基準である．そもそも授業で用いられる言語が理解できない状態では学習に影響が出るため，そのような場合の学習困難は学習障害とはいえない．

⑥は教育環境に関するもので，適切な指導を受けられていないことによって学習についていけない場合は，本人が要因となる困難さではないため，学習障害とはいえない．

学習障害の判定を行うためには，これら除外基準を満たしているものがないかを，1つずつ確認していく必要がある．

SLDの米国における判定基準の推移

上記のように，SLDの診断基準は極めて複雑であるが，これには，教育現場における特別支援教育の利用資格の判定に関する問題が，色濃く反映されている．

かつて米国においては，学習障害は現在とは異なる基準・方法で判断され，これにより特別支援教育の利用資格が決定されていた．DSM-IV-TRでは，学習障害は3つの下位分類（読字障害，算数障害，書字表出障害）に分けられ，各々独立して診断基準が設けられていた．各障害に対応する能力が，年齢・知的能力・受けた教育の程度から期待されるよりも著しく低いというのが，その基準であった．そのため，判定には主にachievement-aptitude discrepancy model（素質−到達度差異モデル）に基づき，具体的には知能テストと到達度テストの対応領域の標準得点の差が一定以上（多くの場合で2SD）であった場合に，学習困難と判断された[2]．

この判定基準には，2つの大きな問題があった．第一に，「差異」のみに注目して，実際の困り感に基づく判定ではなかったことである．例えば，「知能指数115，到達度得点85」の場合，どちらの検査も1SD＝15点になるので，素質−到達度の間に2SDの差があるうえ，学習場面での困難もある程度は生じているので，学習障害と判定される．しかし，「知能指数80，到達度得点65」の場合，素質−到達度の間に2SDの差がないため，学習障害と判定されないうえ，知能指数も70以上であるため，知的障害の判定も下せない．このようにして，前者は特別支援教育の利用資格があるのに対し，より困り感が強い後者には利用資格がないという奇妙な現象が起きていた．

第二に，受けている教育の質が考慮されていないことである．特に「読み」に関して，英語は文字と発音の対応が一対一ではないため，正確で素早い読字のためには，複雑な対応ルールを十分に身につけておく必要がある．このルールを自然に獲得する子どもは多いが，適切な教育方法で指導を受けないと，獲得が難しい子どももいる[3]．米国には統一された教育カリキュラムがないため，教育方法が地区の方針と教員任せになり，「読み」に関して最適な方法で教えられていなかった子どもが多かったのである．

このような背景から，本来適切に教育さえ受けていれば，能力的には特別支援教育の必要がないにもかかわらず，実際には学習が困難になり特別な支援が必要であると判定されるケース

があって，この問題に関して，子どもの不正確な自己認識や，教育資源の不適切な配分につながるなどの弊害を指摘していた研究者や臨床家が多かった[4]．

さらにDSM-IV-TRでは，感覚器（例：目，耳）の障害以外での除外基準が設けられていなかったため，環境や他の疾患が原因で学習に困難が生じている場合でも，学習障害と判断されることが多かった．これらの問題点を踏まえて，DSM-5のSLDの診断基準が決定されたと考えられる．

SLDの米国における判定方法

上述したように，DSM-5のSLDの診断基準は非常に複雑であり，特に「介入が提供されているにもかかわらず」という条件が含まれているため，1回の診察や検査で判定を行うことは困難である．本項では，著者（青木）がかかわった米国の学校現場で，実際にどのように学習障害の判定が行われているかを紹介したい．

判定のモデル

まず，判定に用いられていたモデルは，Response to intervention（RtI：支援に対する反応）というモデル[5]である．このモデルでは，最初に判定対象者のベースラインの到達度を測定し，その後，通常教育の枠組みにおいて，可能な範囲の支援を開始する．一定の間隔で到達度データを収集し，数回データを収集したところで到達度が期待どおりに上昇しなかった場合，支援方法の変更を検討する．

これを繰り返し，通常教育の範囲の支援で標準範囲まで到達度が上昇し，困難さが改善した場合には，特別支援教育は必要ないと判断する．また，そうでない場合に初めて，より詳細な検査を行い，SLDの診断基準を参照してそれらを満たしているとわかった場合，学習障害があると判定され，特別支援教育の利用を検討する．

困難さがみられてから，実際の判定に至るまでのステップは，以下のとおりである．

困難さの発見，および通常教育内での支援

生徒の学習の困難さは，教員が授業のなかで発見するか，到達度のスクリーニングをとおして発見されることが多い．著者がかかわっていた学校では，小学生では「読み」の正確さと速さに関して，中学生ではそれに加えて「数学の計算」に関して，年3回全校スクリーニングが行われており，通常学級に所属している生徒のなかで下位10％の得点を2回連続してとるとモニタリング対象となり，担当教員に支援を要請した．

学習困難がある生徒の支援にはさまざまな方法があるが，米国の学校では，授業内に自主学習をする時間も多く，そのような時間を利用して，支援が必要な生徒にマンツーマンで指導することが多い．また，「席の位置を工夫する」「グループ学習時に共同学習をする生徒などを変更する」「自主学習中の声かけの回数を増やす」などの支援を行う教員もいる．

このような支援が一定期間行われた後に，再び到達度が測定され，期間中の到達度の変化が調べられるとともに，他の生徒の到達度と比較される．対象生徒の到達度の上昇率が高く，支

援を続ければ他の生徒に追いつく見込みがあれば，到達度が追いつくまで，そのまま通常教育内で同様の支援とモニタリングが継続される．

もし到達度の上昇率が低ければ，支援方法を変更するか，あるいはすでにその変更を複数回行っていて，通常教育内のみでの支援が難しいと考えられた場合は，特別支援教育の利用資格の有無と実際の支援方法を検討するため，より詳細な評価を行う．

詳細検査

学習困難にはさまざまな理由が考えられるため，詳細評価は通常，チームを組んで行う．著者がかかわっていた学区では，学校心理士が中心となり，特別支援教育の教員・言語聴覚士・作業療法士などとチームを組んで，検査を行うことが多かったが，複雑な家庭事情がある生徒が対象の場合はスクールソーシャルワーカー，明らかに身体健康面に問題がある生徒が対象の場合は養護教員なども，評価チームの一員となった．

詳細評価は通常，以下の項目で構成される．

◇検査を開始する前の確認事項

学習困難に関する詳細検査を開始する前に，視力・聴力に関して確認しておく．最終的な検査日時について，保護者に尋ねる，あるいは学校の保健記録を参照して，過去1年以内に検査が行われていなければ，あらかじめ検査を行う．

視力または聴力に問題がみられた場合は，矯正を行ったうえでしばらく学習の様子をみて，それでも学習困難が続くようであれば，詳細検査を改めて開始する．

◇知能検査をベースとした知的能力障害の鑑別

標準化された知能検査（例：WISC-V，WAIS-IV）を実施し，生徒の認知能力を測定する．知能指数（IQ）が70を切るなど，認知能力が同年代平均値よりも著しく低かった場合は，適応行動などの検査も行いつつ，知的能力障害（ID）の判断も考慮する．

IQが高かったり，学業以外の社会生活で支障がみられないため，IDである可能性が低い場合は，SLDの可能性を念頭において検査を継続する．その際，追加の検査項目を決定したり支援計画を作成するため，認知プロフィールの確認や，検査中の行動観察などを行う．

◇到達度検査

標準化された到達度検査を使用して，個別検査を行う．米国では主に，Wechsler Individual Achievement Test（WIAT）シリーズの検査[6]や，Woodcock Johnson Achievement Test（WJ-Ach）シリーズの検査[7]が用いられることが多い．これらの検査は，標準化された知能検査同様，米国のさまざまな地域の，人種・収入・保護者の教育水準などが多様な子どものデータをもとに，各下位検査ごとに年齢別・学年別の米国民平均値・標準偏差が設定されている．

頻繁に用いられる検査の1つであるWIAT-III[6]の下位検査を，表10に示す．これらの下位検査を行い，「読み」「書き」「算数」の1分野以上で平均値より著しく低い得点（多くの場合，標準得点で70以下）であった場合，SLDの可能性を考える．

表10 WIAT-III[6]の下位検査

分野	検査方法	
聞く	Listening comprehension（聞き取り）	タスク1（receptive vocabulary）：単語を聞いて対応する絵を指差す．
		タスク2（Oral discourse comprehension）：短い文章を聞いて，関連する質問に答える．
	Oral Expression（口頭表現）	タスク1（expressive vocabulary）：提示された絵に対応する単語を答える．
		タスク2（oral word fluency）：指定されたカテゴリーに属するものの名称を，一定時間内にできるだけ多く言う．
		タスク3（sentence repetition）：聞いた文章をそのまま繰り返す．
読む	Word reading（単語読字）：単語を正しく読む．	
	Psuedoword decoding（偽単語読字）：偽の単語の読み方を，読字規則から推測して読む．	
	Oral reading fluency（読む速度）：与えられた文章を，できるだけ速く正しく読む．	
	Reading comprehension（読解）：短い文章を読んで質問に答える．	
書く	Spelling（綴字）：聞いた単語を正しく書く．	
	Sentence composition（文作成）	タスク1（sentence combining）：複数の文を結合し，元の文章の意味を保ったまま1つの文にする．
		タスク2（sentence building）：指定された単語を用いて，意味が通じる文を書く．
	Essay composition（文章作成）：10分間で決められたテーマの文章を作成する．	
算数・数学	Math fluency（計算速度）：簡単な足し算・引き算・掛け算の計算問題を，それぞれ60秒以内でできるだけ多く解く．	
	Numerical operations（数値計算）：基礎的な計算・代数・幾何・微分・積分などの問題を，時間制限なしで解く．	
	Math problem solving（数理的思考による問題解決）：数の概念に関する問題，日常生活における算数の問題，代数や幾何の問題を，時間制限なしで解く．	

ただし，検査中の行動観察から，点数の低さが本人の「読み」「書き」「算数」の能力以外であると考えられた場合（例：集中困難，気分不安定，検査に対するやる気のなさ，聞き取る能力の弱さ，姿勢保持の難しさ），SLD以外の可能性を検討する．その場合は，心理検査やその他の諸機能の検査を実施することも検討する．

◇その他の認知機能に関する検査

適切な支援計画を作成するため，認知検査や到達度検査の結果のプロフィール，および検査中の行動観察に基づいて，学習困難と関連すると考えられる認知機能の検査を行う．

この際，可能な限り標準化された検査を用いる．例えば，記憶力に問題があると推測された場合は，Test of Memory and Learning 2nd edition [8] などの記憶力検査，注意力に問題があると考えられた場合は，神経心理学的検査であるNEPSY-II[9]の下位検査にある注意に関連した検査，音韻意識 (phonological awareness) が困難であると思われた場合は，Comprehensive Test of Phonological Processing 2nd edition[10] などの音韻処理に関連する検査を行う．これらの検査を用いて，学習障害の背景にあると考えられる認知特性を精査していく．

◇心理検査（必要時）

検査時の様子次第では，学習困難の主な原因がSLDというよりもむしろ，心理的な問題であると考えられることもある．特に，学習に対する動機の弱さ，困難なことに対する不適切な対処方略などは，学習困難の原因となりやすい．

そのような場合は，Sentence Completion Test [11] や Thematic Apperception Test (TAT)[12] などの投影法，Semi-structured Clinical Interview for Children and Adolescents [13] などの半構造化面談法を積極的に取り入れ，原因を詳しく探る．

◇その他の諸機能の検査

検査中の行動観察から，言語能力や運動能力が学習に影響を及ぼしていると考えられることも多い．

例えば，聴力に問題がないという報告があるにもかかわらず，検査者の指示が理解できていなかった場合，音の弁別能力に問題がある可能性がある．また，書字に極端に手こずっている場合などは，手先の不器用さが書くことの学習を阻害している可能性もある．さらに，そもそも教育を母語で受けていない場合，教育で用いられている言語の理解および表現能力の不足が，学習に影響を及ぼしていることもある．

このような場合は，状況に応じて言語聴覚士，作業療法士（場合によっては理学療法士）が，より専門的な検査を行う．

◇教室での観察

教室内において，対象生徒の授業中の様子を観察する．具体的には，教員の話を聞く様子，板書，教員の質問への応答，授業内自習活動やグループワークへの取り組みなどを確認し，具体的にどのような場面で困り感が発生しているかを確認する．提出物の質などに関しては，担

当教員に直接尋ねて確認する．

　教室では，対象生徒だけでなく，教員の指導方法に関しても確認し，教室内の多くの生徒が授業に集中でき，理解できている様子であるかを確認する．なお，適切な指導が確認できない場合には，対象生徒の学習困難はSLDではなく，指導方法が原因となっている可能性がある．指導方法の確認は，学習支援の専門家である特別支援教育の教員が行うことが多い．

◇保護者からの聞き取り

　保護者に対して，家庭での学習状況を尋ねる．学習困難がある場合，宿題をこなすのにかなりの時間がかかる以外にも，そもそも問題が理解できないことなどから，宿題をやろうとしないなどの様子がみられることが多い．

　また，SLDの除外条件には，心理的社会的逆境が含まれているため，家庭での現在の生活状況や，過去に大きな心理的ストレスになるような出来事がなかったかを確認する．

チームでの判定会議および支援計画作成

　上記のすべての情報を集めた後は，チーム会議を開く．

　チームは，保護者，通常学級の担任教員，特別支援教育の教員，学校心理士，その他の評価を行った専門職員で構成される．小学校高学年以上の場合では，生徒本人もチームに加わることが多い．

　会議では，まず到達度検査の結果を参照し，「著しい学習困難」の有無を確認する．ここで，検査結果が「著しい学習困難」を反映していなかった場合は，本人および担任教員の困り感に関して他の要因がないかを調べて，対処方法を決定し，引き続き学習面のモニタリングを続ける．

　到達度検査の結果，「著しい学習困難」があることが確認された場合，除外基準を確認する．知能検査・心理検査・その他諸機能の検査・行動観察の結果，家庭での生活状況やこれまでの出来事に関する保護者からの聞き取り，担当教員の指導方法の分析などを踏まえて，学習を顕著に阻害している要因がないかをチームで検討する．そのような要因があった場合は，各要因に対応する別の判定を行い，なかった場合に初めてSLDの判定を行う．

　いずれの場合も，著しい学習困難が生じていることには変わりないので，知能検査やそれ以外の検査の結果も踏まえつつ，チームで支援計画を作成・実行する．

■■ SLDの日本における判定方法

SLDの可能性がある生徒の特定とモニタリング

　SLDの判定は，学習面で困り感を抱えている生徒を特定することから始める．最終的な判定には，学習状況のモニタリング，そして個別実施の到達度検査が必須であるが，全生徒に対して行うことはできないので，まずはモニタリング対象となる生徒を決定する．

　日本の公立学校では，小学校6年生と中学校3年生で実施される全国学力テストの結果から，全国の同年齢と比較した場合の，各生徒のおおよその位置づけがわかる．この時点では，あ

くまでモニタリング対象の特定なので，診断基準でよく用いられている下位2%よりやや多い，下位5%くらいの生徒を特定しておくとよいだろう．

　他の学年の場合は，中間試験・期末試験・年度末の到達度テストなどの点数に基づく学校内での学力の相対的位置づけ（例：学年全体の下位10%以内）を利用するか，小学生の場合は，絶対的到達度を測定可能なカラーテストの得点（例：学期中のテストで80点未満が3回以上ある）を用いて，学習の困り感を抱える可能性が高い生徒を特定するとよい．

　SLDの可能性がある生徒が特定されたら，モニタリングを開始する．その生徒に，通常学級内で可能な支援や指導の工夫を行い［具体的な工夫に関しては「SLDの米国における判定方法」（98頁）を参照］，その後数学期の間，試験やテストの点数の変化を確認する．他の生徒に追いつく可能性が低い場合のみ，SLDの可能性を考慮して，次の判定の段階に進む．

SLDの判定

　SLDの可能性がある生徒を特定したら，その生徒が本当にSLDであるかどうかの判定を行う．

　まず，学習到達度を測定する．2019年時点では，読み・書き・算数に関する学習到達度が測定できて，標準化された個別実施可能な日本語の検査は，日本語版KABC-II（46頁参照）のみである．そのため，SLDの判定を行いたい場合は，KABC-IIのなかの，習得尺度に対応する下位検査を行う必要がある．

　なお，「読み」だけ，「算数」だけなど，特定の分野のみで困難さがみられている場合，その困難さに対応した下位検査のみを行ってもよいかもしれないが，全体的な学習状況を把握するには，9つの下位検査すべてを行うほうがよいだろう．米国でよく用いられている基準を適用するならば，1つ以上の分野で標準得点が70以下（下位2パーセンタイル以下）の場合に，学習困難があるとみなすことができる．

　生徒の学習到達度を測定した後は，学習困難（＝低到達度）の原因を調べる．まずは家庭訪問や面談などをとおして，家庭での生活状況の聞き取りを行う．次に，専門的トレーニングを受けている特別支援教育の教員やスクールカウンセラーなどに，個別知能検査の実施を依頼する．

　また，保健記録から視力・聴力検査の結果を参照することや，教科担任以外の第三者が教室での行動観察を行ったり指導方法を確認することなども重要である．精神疾患や心理的問題，言語や運動の問題が疑われる場合は，詳細評価を行うために適宜，外部機関へつなげる必要性もある．

　SLDの判定は，これらの情報をすべて確認したうえで行う．SLDの判定プロセスは複雑で，時間がかかる．しかし，生徒の学習困難の要因を精査し，適切な支援方法を決定して実施していくことは，個々の生徒がより有意義で，効率のよい学びの機会をもつうえで，非常に重要なことである．

「限局性学習症（SLD）のサインと判定法」に関する文献

1) 日本精神神経学会監修，高橋三郎，大野　裕監訳：DSM-5　精神疾患の分類と診断の手引．医学書院，2014．
2) Brueggemann Taylor AE: Contemporary issues in psychological assessment. Diagnostic assessment of learning disabilities in childhood: Bridging the gap between research and practice. Springer Science + Business Media, 2014.
3) Torgesen JK: The prevention of reading difficulties. J Sch Psychol 2002; 40(1): 7-26.
4) 柘植雅義：学習障害（LD）　支援の基本的な考え方．精神科治療学2014；29（増）：370-373，2014．
5) Brown-Chidsey R, Steege MW: The Guilford Practical Intervention in the School Series. Response to intervention: Principles and strategies for effective practice. Guilford Press, 2005.
6) Wechsler D: Wechsler Individual Achievement Test (3rd ed.). San Antonio, TX: NCS Pearson, 2009.
7) Schrank FA, Mather N, McGrew KS: Woodcock-Johnson IV Tests of Achievement. Rolling Meadows, IL: Riverside.2014
8) Reynolds C, Voress JK: Test of Memory and Learning: Second Edition. Austin, TX: PRO-ED, 2007.
9) Korkman M, Kirk U, Kemp S:NEPSY-Second Edition (NEPSY-II). San Antonio,TX: Harcour, 2007.
10) Wagner RK, Torgesen JK, Rashotte CA, et al: Comprehensive Test of Phonological Processing-2nd ed (CTOPP-2). Austin, TX: PRO-ED, 2013.
11) Holaday M, Smith DA, Sherry A: Sentence completion tests: A review of the literature and results of a survey of members of the society for personality assessment. J Pers Assess 2000; 74(3): 371-383.
12) Murray, HA: Thematic Apperception Test manual. Harvard University Press, 1943.
13) McConaughy SH, Achenbach TM: Manual for the Semistructured Clinical Interview for Children and Adolescents (2nd ed.). Burlington, VT: University of Vermont, Research Center for Children, Youth, and Families, 2001.

発達性協調運動症（DCD）のサインと判定法

> **本節のPoint**
> - 発達性協調運動症（DCD）の診断の条件は，年齢と経験から予測されるよりも運動技能が著しく低く，それが日常生活に顕著に負の影響を与えていること，また，低い運動技能が乳幼児期からみられること，である．
> - DCDの判定・診断は，①本人や保護者からの家庭や学校での様子の聞き取り，②医師・理学療法士・作業療法士などの専門家による運動技能の直接の観察，をもとに行われる．
> - 標準化された検査ツールとして，DCDQ-R，感覚処理・行為機能検査（JPAN）などがある．

　協調運動（coordination）とは，視覚・触覚・固有覚（身体各部の位置や運動の状態，身体に加わる抵抗や重量に対する感覚）などの知覚から入力された種々の感覚情報を統合し，自らの意図に基づいて運動を計画し，また運動として出力し，さらにフィードバックに基づいてその修正を行う，という一連の脳機能の結果である．

　協調運動は，いわゆるスポーツやダンスなどに限ったものではない．例えば嚥下，構音・発話，食事・排泄・着衣などの日常生活動作，描画・書字，道具の操作，バランス・タイミング・指先での細かい操作などを必要とする遊び，メイク・ひげ剃りなどのセルフケア，料理，自動車運転，キーボードのタイピングなど，乳幼児期から成人までの，ほとんどの生活場面に深く関与している．

　以下ではまず，発達性協調運動症／発達性協調運動障害（developmental coordination disorder：DCD）の診断基準，および年齢別の症状の現れ方について説明し，その後，判定法に関して簡単に解説する．

DCDの診断基準と特徴の現れ方

　協調運動という脳機能の発達の問題は，DSM-5の神経発達症のうち，運動障害群（motor disorders）のなかの，発達性協調運動症（DCD）に該当し，表11に示すA～Dの4つの診断基準で定義される[1]．

　表11にあるように，年齢と経験から予測されるよりも運動技能が著しく低く，それが日常生活に顕著に負の影響を与えていること，また，低い運動技能が乳幼児期からみられることが，診断の条件となっている．

　また，知的能力障害（ID），視力障害，運動への影響が著明な神経疾患への罹患が，除外条件となっている．

　診断の際には，病歴（発達的，医学的），身体検査，学校または職場からの報告，および心理測定として妥当性があり文化的に適切かつ標準化された検査を用いた個別的評価をもとに，臨床的に総合的に判断すること[2]が不可欠である．

表11 日本語版DSM-5における発達性協調運動症（DCD）の診断基準

A. 協調運動技能の獲得や遂行が，その人の生活年齢や技能の学習および使用の機会に応じて期待されるよりも，明らかに劣っている．その困難さは，不器用（例：物を落とす，物にぶつかる），運動技能（例：物をつかむ，ハサミや刃物を使う，書字，自転車に乗る，スポーツに参加する）の遂行における遅さと不正確さによって明らかになる．

B. 診断基準Aにおける運動技能の欠如は，生活年齢にふさわしい日常生活動作（例：自己管理，自己保全）を著明かつ持続的に妨げており，学業または学校での生産性，就労前および就労後の活動，余暇，および遊びに影響を与えている．

C. この症状の始まりは，発達段階早期である．

D. この運動技能の欠如は，知的能力障害（知的発達症）や視力障害によってはうまく説明されず，運動に影響を与える神経疾患（例：脳性麻痺，筋ジストロフィー，変性疾患）によるものではない．

（日本精神神経学会監修，高橋三郎，大野　裕監訳：DSM-5　精神疾患の分類と診断の手引．医学書院，2014，p37．を一部改変して引用）

　DCDは，他の神経発達症と頻繁に合併する．例えば，注意欠如・多動症（ADHD）の30〜50％に並存し，自閉スペクトラム症（ASD）の約3/4に姿勢制御，低緊張，微細運動，協調運動，過剰な随伴運動などの軽微な運動障害が存在する．ADHDやASDにDCDが多く合併することは，臨床的によく知られた事実である[3]．

　リハビリテーションの現場で神経発達症の患者に接すると，神経心理学的な問題はもちろんだが，協調運動の問題に直面することが多い．以下に，DCDを疑うべき症状の具体例を示す．
- 歩き方がぎこちない．
- 手先が不器用である．
- 運動が苦手である．
- 身体が非常に固い．
- 障害物を飛び越えられない．
- 縄跳びが苦手である．
- 字を書く時に，極端に筆圧が高かったり，低かったりする．
- 書いた文字を，他人が読み取ることが難しい．
- 姿勢がすぐに崩れる．
- 指先に力が入りにくい．
- ハサミをうまく使えない．

　これらの問題のいくつかが年齢不相応にみられることが，DCDのサインと考えられるだろう．上記の症状は，必ずしも上肢や手指の機能の問題として，単体で起きているわけではない．体幹や下肢の低緊張もしくは過緊張，四肢の関節や胸郭の固さ，関節の分離運動の苦手さ，バランス機能の拙劣さ，感覚過敏や感覚鈍麻など，さまざまな要因に随伴して起こることが少なくない．

DCDの年齢別特徴

以下では，DCDの年代別症状の現れ方と対応について，中井昭夫氏らの文献[2-4]を参考に解説する．

乳児期（0～1歳）

DSM-5の診断基準には，「この症状の始まりは発達早期段階である」と明記されている．一見，定型発達とみられる子どもであっても，バランス機能の未成熟，筋緊張の低下，手足の感覚過敏など，さまざまな感覚・運動面の特性が背景にあり，特徴的な姿勢・運動や行動を示している場合がある．

近年，ASDの乳幼児期早期では，コミュニケーションなどの問題よりも，粗大運動・協調運動・感覚などの身体機能の問題のほうが大きいことに注目が集まっている．ASDの早期兆候として，協調運動と感覚の問題を捉える有用性も提唱されていて，今後わが国の乳幼児健診における制度にも影響すると考えられている[4]．

幼児期（1～6歳）

DSM-5によると，幼児期は運動技能の獲得にはかなりの個人差があり，技能の評価を安定して行うことは難しく，また医療や経済的な状況によっては，筋ジストロフィーをはじめとする神経変性疾患などの発症が明らかになっているとは限らないため，DCDの診断を5歳より前に行うことは，典型的ではないとされている．

しかし実際の臨床では，乳幼児期からDCDを強く疑わせる子どもたちは多く存在する．DCDの子どもは，運動技能の低さによって，友達との遊びが困難になることがあり，松本ら[5]の研究では，幼児の運動能力と遊び友達の数との間に有意な正の関係が示されている．

また，運動技能は集団活動の遂行能力にも影響を与えることから，特に比較的重度のDCDの子どもでは，集団活動をとおした介入は慎重に行うべきであり，この年齢では個別介入が望ましいとされている[3]．

学童期（7～12歳）

小学校の集団生活のなかでは，協調運動の拙劣さは，より顕在化しやすい．教室内の机上の作業においては，「字が汚い」「筆圧が強すぎる・弱すぎる」「板書の書き取りに時間がかかる」「ハサミや定規，コンパスなどの文具がうまく使えない」などの困難さがみられる．粗大運動に関する課題としては，「ブランコやジャングルジムに乗ることができない」「球技やマット運動，縄跳びが苦手である」などの様子がみられる．また，給食や清掃の場面でも，用具が器用に素早く使えず，他児よりも時間がかかることが多い．

この時期は，周囲の反応も幼児期と比べて厳しくなり，例えば教室で姿勢が悪いことは，体幹機能の問題ではなく，態度の悪さや社会性の低さとみなされる可能性がある．また，休み時間や体育の時間に，全身の動きを伴う外遊びやスポーツをする機会が増え，特に男子の場合，運動能力の高さが友人グループ内での位置づけや人気にかかわることもあるので，クラスメー

トとの関係への影響も無視できない[6]．

　保護者，そして学校での周囲の人々に，DCDの存在を明確に伝達するとともに，他者ができることができないことや遊び・スポーツについていけないことで生じる自尊感情の低下，さらにそこから起こる不登校や問題行動，また，身体活動の少なさが原因となる体力低下や肥満などの二次的な障害が生じないよう，配慮することが必要である．

思春期

　DSM-5にも「長い期間において改善がみられるかもしれないが，50～70％の子どもで協調運動の問題が，青年期になっても続いていると見積もられている」とあるように，DCDは幼少期を過ぎても，当事者の運動技能に影響を与え続けることが多い[3]．

　思春期の代表的な影響は，特に部活動などの課外活動にみられることが多い．たとえ運動関連の部活動を避けて，美術部や吹奏楽部に入ったとしても，道具を使ったり楽器を弾いたりすることには，ある程度の協調運動能力が要求される．部活動の選択肢が少ないうえ，全員入部が強制されているような学校では，その選択の段階で嫌な思いをするかもしれない．また，入部後も周りと同じペースで活動できず，適切な配慮や支援がない場合，苦労することもありうる．

成人期

　DCDを抱える成人の場合，「長い時間姿勢を保って座っていられない」「早く正確に書き取ることができない」などの学童期から続く問題に加えて，就労にかかわる特有かつ多様な問題を経験する可能性がある．

　自転車の運転，女性の化粧・男性の髭剃り・ネクタイ結びなどの整容，キーボード操作などの運動技能がかかわる技術の質は，就労や社会活動に影響を及ぼす．家事・育児の遂行に関しても，DCDの影響は無視できない．例えば，料理，洗濯，買い物（金銭操作），安全で適切な子どもの抱き方など，子どもの養育に必要なスキルのほとんどが，協調運動に関係している．

　成人期のDCDは，自尊感情や社会参加の低下，職業選択などに影響し，うつ病や不安障害などの精神障害，肥満・糖尿病・高血圧などの生活習慣病や心血管障害などにつながることが報告されている[2]．

　DCDが日常生活に与える影響を軽減するためには，ワープロやタブレット，音声入力やデジタルカメラの使用，各種調理器具，小銭の代わりにICカードを使うなど，代替手段の利用の提案や方法を提示することも重要な支援である．

●● DCDの判定方法

　DCDにおいても，前述したASD・ADHD・SLD（限局性学習症）などと同様に，明確なカットオフ値を目安に診断するというより，本人の特性や傾向として捉え，支援していく必要がある．

　DCDの判定は基本的に，家庭や学校での様子に関する本人や保護者からの聞き取り，さらに，医師・理学療法士・作業療法士などの専門家による運動技能の観察をもとに行われるが，標準化された検査ツールを用いることで，より客観的な情報を得ることができ，判定に役立つ．

DCDQ-R

検査ツールとして世界的によく使われている質問紙形式の1つに，Developmental Coordination Disorder Questionnaire 2007（DCDQ-R）がある．この質問紙は，DCDのスクリーニングツールとして開発され，中井昭夫氏らの翻訳に基づく日本語版もある．

質問票は，「動作における身体統制（6項目）」「書字・微細運動（4項目）」「全般的協応性（5項目）」の15項目，3つの下位尺度から構成されている[7]．

感覚処理・行為機能検査（JPAN）

リハビリテーションの分野では，感覚処理・行為機能検査（Japanese Playful Assessment for Neuropsychological Abilities：JPAN）がある．これは，感覚処理や運動行為機能をみる検査であり，子どもの感覚統合機能を①姿勢・平衡機能，②体性感覚，③行為機能，④視知覚・目と手の協調，の4つの領域から評価する[8]．このうち，③と④については，DCDの評価に有用と考えられる．

「発達性協調運動症（DCD）のサインと判定法」に関する文献

1) 日本精神神経学会監修，高橋三郎，大野　裕監訳：DSM-5　精神疾患の分類と診断の手引．医学書院，2014．
2) 中井昭夫：発達性協調運動症／発達性協調運動障害．伊藤利之（監）：こどものリハビリテーション医学　発達支援と療養　第3版．医学書院，2017，p222-225．
3) 中井昭夫，若林秀昭，阿部佳奈：DCD．宮尾益知・橋本圭司（編著）：発達障害のリハビリテーション；多職種アプローチの実際．医学書院，2017，p133-145．
4) 中井昭夫：協調運動から見た神経発達障害．日本児童研究所（監）：児童心理学の進歩　vol55．金子書房，2016．
5) 松本依子，青木邦男：幼児の運動能力に影響を及ぼす要因．日本家政学会誌1993；44(6)：439-449．
6) Vannatta K, Gartstein MA, Zeller M, et al: Peer acceptance and social behavior during childhood and adolescence: How important are appearance, athleticism, and academic competence? Int J Behav Dev 2009; 33(4): 303-311.
7) 中井昭夫；協調運動機能のアセスメント　DCDQ-R, Movement - ABC2. 辻井正次（監）：発達障害児者支援とアセスメントのガイドライン．金子書房，2014，p257-264．
8) 岩永竜一郎：感覚と運動のアセスメント　JMAPとJPAN．辻井正次（監）：発達障害児者支援とアセスメントのガイドライン．金子書房，2014，p265-271．

COLUMN　リハビリテーションの考え方

脳損傷患者のリハビリテーション診療に携わると，患者の家族からは，「もう一度子育てを最初からやり直しているようだ」などと，また周囲の医療者からは，「回復の推移がまるで赤ん坊の発達過程をみているようだ」などとの指摘をよく受ける．

確かに，リハビリテーションが整えるべき順序は，呼吸・循環→食事・睡眠・情動→高次脳機能といった順番が好ましい．全身状態が整って初めて，安定した睡眠や食事，感情のコントロールが可能になる．そして，身体的耐久力が養われて初めて，高次脳機能が回復する前提が整うのである．

身体的充実によって，人間は精神的耐久力を持続させ，自分自身を抑制することができるようになる．一度よい循環にはまると，自ら物事に積極的に取り組む発動性が養われ，注意・集中力→遂行機能（実行機能）といった順番に機能が高まる．人間は段取りよく物事が進められて（成功体験を得て）初めて，自己への気づきや現実感が生まれ，自分を客観視することができるようになると，筆者は考えている．

このような脳の回復過程は，①乳児期の基本的身体機能の安定→②幼児期の生活リズムの安定→③児童期の自主性の獲得→④学童期の社会性の獲得→⑤思春期・青年期における自己への気づき，などと類似している．図Aに筆者らが提唱する「発達を支えるリハビリテーションピラミッド」を示す．

小児の高次脳機能障害の支援にかかわる人々は，児の発達年齢や精神年齢に応じて，ピラミッドに示した発達年齢ごとに，より優先順期の高い項目を意識してアプローチすることが望ましい．

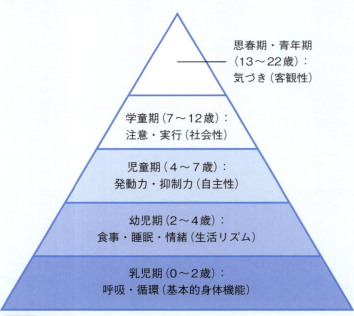

図A　発達を支えるリハビリテーションピラミッド
（五十嵐隆監，橋本圭司，上久保毅編著：リハビリテーションにつなげる　発達障害支援のための脳解剖ポイント整理ノート．診断と治療社，2014，p32．を改変して引用）

第6章

神経発達症のアセスメントとモニタリング

本章のPoint

- 神経発達症が疑われる児・者が来診した際の流れを紹介する.
- 診断は医師が行うが,実際に支援を行うにあたって必要になるのは,診断名ではなく,認知・行動特性の理解である.
- 患者本人にとって,本人自身が気づいていなかった認知上・行動上の特徴を指摘されることは,診断名を告知されるよりも,受容しやすいと考えられる.
- 神経発達症の診断を行う場合,患者にはメリットとともにデメリットがあることを理解する.

本章では，筆者（橋本）が日常の診療で行っている神経発達症のアセスメントおよびマネジメントの実際を紹介する．

基礎情報の問診

まず，患者の来院理由を確認する．

学校・職場・家庭などでの日常生活における困難さが主訴であり，神経発達症が背景にある可能性が考えられた場合，生物学的ハイリスク要因の有無，および幼少期の発育状況を探るために，基礎情報の問診を行う．

問診では，以下の情報に関して尋ねる．
①在胎週数と出生体重
②出生当時の母親と父親の年齢
③妊娠中の合併症の有無（例：感染症，薬物の使用，喫煙，アルコール，母親の疾病）
④自然分娩か帝王切開か（例：前置胎盤，胎盤早期剥離，羊水過多・過小・混濁などの要因の有無）
⑤出生直後の状況（例：新生児仮死）
⑥神経発達症の家族歴の有無
⑦乳幼児期の睡眠・食事・知覚の問題の有無（例：激しい夜泣きや偏食，特定の音・色・触感などに対する過剰な反応または極端な反応の弱さ）
⑧乳幼児期の発達状況（例：運動発達，言語発達）

困難さチェックリストの実施

神経発達症の可能性がある場合，主訴で述べられたこと以外にも，保護者や本人が困難さを感じていることがある．

診療対象者が小・中学生である場合，筆者は，自閉スペクトラム症（ASD），注意欠如・多動症（ADHD），限局性学習症（SLD）の傾向を理解する一助として，文部科学省が作成した「児童生徒理解のためのチェックリスト」を使用している．就学前の児であっても，保護者に答えられる項目だけを回答してもらい，高校生以上の場合では，過去を振り返って回答してもらうことに意義がある．

このチェックリストは，文部科学省が平成14（2002）年に実施した「通常の学級に在籍する特別な教育的支援を必要とする児童生徒に関する全国実態調査」で用いるために作成された．この全国調査は，担任教員による回答をもとに，発達障害の可能性があって特別な支援が必要と考えられる生徒の割合を推定することを目的として行われたものであり，専門家チームによる判断や，医師による診断が反映されているわけではない．したがって，本ツールのみを用いてASD，ADHD，SLDの診断を行うことはできない．

その一方で，クリニックを受診した神経発達症の可能性のある児や保護者，また教育・福祉

分野の支援職にとっては理解しやすく，回答しやすい質問紙となっていて，困難さが感じられている分野とそうでない分野を幅広く調べて，明確化するうえでは有用である．

チェックリストは，全3種類の質問紙で構成されていて，「I. 聞く，話す，読む，書く，計算する，推論する」（図1）はSLD向け，「II. 不注意，衝動性－多動性」（図2）はADHD向け，「III. 対

I．「聞く」、「話す」、「読む」、「書く」、「計算する」、「推論する」

		項目	ない	まれにある	ときどきある	よくある
聞く	1	聞き間違いがある（「知った」を「行った」と聞き間違える）	0	1	2	3
	2	聞きもらしがある	0	1	2	3
	3	個別に言われると聞き取れるが、集団場面では難しい	0	1	2	3
	4	指示の理解が難しい	0	1	2	3
	5	話し合いが難しい（話し合いの流れが理解できず、ついていけない）	0	1	2	3
話す	6	適切な速さで話すことが難しい（たどたどしく話す。とても早口である）	0	1	2	3
	7	ことばにつまったりする	0	1	2	3
	8	単語を羅列したり、短い文で内容的に乏しい話をする	0	1	2	3
	9	思いつくままに話すなど、筋道の通った話をするのが難しい	0	1	2	3
	10	内容をわかりやすく伝えることが難しい	0	1	2	3
読む	11	初めて出てきた語や、普段あまり使わない語などを読み間違える	0	1	2	3
	12	文中の語句や行を抜かしたり、または繰り返し読んだりする	0	1	2	3
	13	音読が遅い	0	1	2	3
	14	勝手読みがある（「いきました」を「いました」と読む）	0	1	2	3
	15	文章の要点を正しく読みとることが難しい	0	1	2	3
書く	16	読みにくい字を書く（字の形や大きさが整っていない。まっすぐに書けない）	0	1	2	3
	17	独特の筆順で書く	0	1	2	3
	18	漢字の細かい部分を書き間違える	0	1	2	3
	19	句読点が抜けたり、正しく打つことができない	0	1	2	3
	20	限られた量の作文や、決まったパターンの文章しか書かない	0	1	2	3
計算する	21	学年相応の数の意味や表し方についての理解が難しい（三千四十七を300047や347と書く。分母の大きい方が分数の値として大きいと思っている）	0	1	2	3
	22	簡単な計算が暗算でできない	0	1	2	3
	23	計算をするのにとても時間がかかる	0	1	2	3
	24	答えを得るのにいくつかの手続きを要する問題を解くのが難しい（四則混合の計算。2つの立式を必要とする計算）	0	1	2	3
	25	学年相応の文章題を解くのが難しい	0	1	2	3
推論する	26	学年相応の量を比較することや、量を表す単位を理解することが難しい（長さやかさの比較。「15cmは150mm」ということ）	0	1	2	3
	27	学年相応の図形を描くことが難しい（丸やひし形などの図形の模写。見取り図や展開図）	0	1	2	3
	28	事物の因果関係を理解することが難しい	0	1	2	3
	29	目的に沿って行動を計画し、必要に応じてそれを修正することが難しい	0	1	2	3
	30	早合点や、飛躍した考えをする	0	1	2	3

図1 児童生徒理解のためのチェックリスト　質問紙I（実物，SLD向け）

Ⅱ.「不注意」、「衝動性－多動性」

	項目	ない、ほとんどない	ときどきある	しばしばある	非常にしばしばある	不注意	多動-衝動性
1	学校での勉強で、細かいところまで注意を払わなかったり、不注意な間違いをしたりする	0	0	1	1		―
2	手足をそわそわ動かしたり、着席していても、もじもじしたりする	0	0	1	1	―	
3	課題や遊びの活動で注意を集中し続けることが難しい	0	0	1	1		―
4	授業中や座っているべき時に席を離れてしまう	0	0	1	1	―	
5	面と向かって話しかけられているのに、聞いていないようにみえる	0	0	1	1		―
6	きちんとしていなければならない時に、過度に走り回ったりよじ登ったりする	0	0	1	1	―	
7	指示に従えず、また仕事を最後までやり遂げない	0	0	1	1		―
8	遊びや余暇活動に大人しく参加することが難しい	0	0	1	1	―	
9	学習課題や活動を順序立てて行うことが難しい	0	0	1	1		―
10	じっとしていない。または何かに駆り立てられるように活動する	0	0	1	1	―	
11	集中して努力を続けなければならない課題（学校の勉強や宿題など）を避ける	0	0	1	1		―
12	過度にしゃべる	0	0	1	1	―	
13	学習課題や活動に必要な物をなくしてしまう	0	0	1	1		―
14	質問が終わらない内に出し抜けに答えてしまう	0	0	1	1	―	
15	気が散りやすい	0	0	1	1		―
16	順番を待つのが難しい	0	0	1	1	―	
17	日々の活動で忘れっぽい	0	0	1	1		―
18	他の人がしていることをさえぎったり、じゃましたりする	0	0	1	1	―	

図2 児童生徒理解のためのチェックリスト　質問紙Ⅱ（実物，ADHD向け）

人関係やこだわり等」（図3）はASD向けである．これらの質問紙は，軽度発達障害フォーラム・ウェブサイトよりダウンロードできる[1]．また，この調査に関する詳しい情報は，文部科学省のウェブサイトを参照してほしい[2]．

III.「対人関係やこだわり等」

	項目	いいえ	多少	はい
1	大人びている。ませている	0	1	2
2	みんなから、「○○博士」「○○教授」と思われている（例：カレンダー博士）	0	1	2
3	他の子どもは興味を持たないようなことに興味があり、「自分だけの知識世界」を持っている	0	1	2
4	特定の分野の知識を蓄えているが、丸暗記であり、意味をきちんとは理解していない	0	1	2
5	含みのある言葉や嫌みを言われても分からず、言葉通りに受けとめてしまうことがある	0	1	2
6	会話の仕方が形式的であり、抑揚なく話したり、間合いが取れなかったりすることがある	0	1	2
7	言葉を組み合わせて、自分だけにしか分からないような造語を作る	0	1	2
8	独特な声で話すことがある	0	1	2
9	誰かに何かを伝える目的がなくても、場面に関係なく声を出す（例：唇を鳴らす、咳払い、喉を鳴らす、叫ぶ）	0	1	2
10	とても得意なことがある一方で、極端に不得手なものがある	0	1	2
11	いろいろな事を話すが、その時の場面や相手の感情や立場を理解しない	0	1	2
12	共感性が乏しい	0	1	2
13	周りの人が困惑するようなことも、配慮しないで言ってしまう	0	1	2
14	独特な目つきをすることがある	0	1	2
15	友達と仲良くしたいという気持ちはあるけれど、友達関係をうまく築けない	0	1	2
16	友達のそばにはいるが、一人で遊んでいる	0	1	2
17	仲の良い友人がいない	0	1	2
18	常識が乏しい	0	1	2
19	球技やゲームをする時、仲間と協力することに考えが及ばない	0	1	2
20	動作やジェスチャーが不器用で、ぎこちないことがある	0	1	2
21	意図的でなく、顔や体を動かすことがある	0	1	2
22	ある行動や考えに強くこだわることによって、簡単な日常の活動ができなくなることがある	0	1	2
23	自分なりの独特な日課や手順があり、変更や変化を嫌がる	0	1	2
24	特定の物に執着がある	0	1	2
25	他の子どもたちから、いじめられることがある	0	1	2
26	独特な表情をしていることがある	0	1	2
27	独特な姿勢をしていることがある	0	1	2

図3 児童生徒理解のためのチェックリスト　質問紙II（実物，ASD向け）

発達および認知プロフィールの確認

　神経発達症が疑われたら，リハビリテーションにかかわる専門職としては，その見立てが正しいかどうかについて客観的な指標で測定し，参考にする必要がある．その第一歩として，発達検査や知能検査により，全般的な発達・知的水準，および領域間でのばらつきを確認する．

　国内で使用されている発達検査・知能検査，および各検査の適用年齢・おおよその所要時間・測定領域などを表1に示すが，詳細については第4章を参照してほしい．

●● 発達検査・知能検査の選択

　患者の年齢や知的能力に応じて，発達・知能検査を選択する．筆者は，5歳未満の幼児の場合，新版K式発達検査2001，5歳以上で知的水準がある程度以上と考えられた場合，WISC-IV，知的水準が低くWISC-IVの課題を理解したり実行することに支障があると考えられる場合は，田中ビネー知能検査Vを使用することが多い．

　発達・知能検査を行う際は，指数を算出するだけでなく，検査中の行動を詳細に記録しておくと，発達状況のより深い理解につながる．

　なお，乳幼児の場合，環境に慣れるまでに時間がかかることが多いため，初回診察の時点では，発達検査を実施しないことも多い．その代わりに，大まかな発達状況を把握することを目的として，家族記入式の質問紙である乳幼児発達スケール（KIDS）やAges & Stages Ques-

表1　国内で使用されている発達検査・知能検査

検査名	適用年齢	所要時間	測定領域	評価	使用範囲
ウェクスラー式知能検査（WISC-IV）	5～16歳	60～95分	全検査IQ，言語理解，知覚推理，ワーキングメモリー，処理速度	発達指数 指標得点	国際的
田中ビネー知能検査V	2歳～成人	60～90分	精神年齢，IQ（言語，動作，記憶，数量，知覚，推理，構成）	精神年齢 知能指数	国内
新版K式発達検査2001	0歳～成人	30分	全領域，姿勢・運動，認知・適応，言語・社会	発達年齢 発達指数	国内
KABC-II	2歳6か月～18歳11か月	25～120分	学習，継次，同時，計画，語彙，算数，読みと書き	認知指標 習得指標	国際的

tionnaires®(ASQ-3)などを活用するとよい.

　KIDSは児の発達年齢と発達指数を,全体および9つの分野別で算出でき,ASQ-3は「コミュニケーション」「粗大運動」「微細運動」「問題解決」「個人・社会」の領域別の発達を,「正常」「要観察」「要詳細評価」の3段階で判定することができる(乳幼児の発達評価ツールに関しては,第3章を参照).

　筆者らの検討では,ASQ-3は発達遅滞のスクリーニング法として,感度・特異度ともに高く,KIDSは発達遅滞のスクリーニング法としては感度が低い一方,KIDSの総合発達指数から比較的高い精度で,新版K式発達検査2001の全領域発達指数を推測できることがわかっている[3].

詳細検査

　問診,チェックリスト,発達・知能検査の結果や検査中の行動観察から,特定の神経発達症(例:ASD,ADHD,SLD)の可能性が考えられた場合は,各障害に対応した詳細検査を行うことで,症状の種類や度合いなどを,より詳細に調べる(詳細検査の方法やツールに関しては,第5章を参照).

　専門性・人的リソースなどの問題で,詳細検査が実施できないと判断した場合は,他の専門医・専門機関などに紹介状を書くことを検討してもよいだろう.その際,問診,チェックリスト,発達・知能検査の結果などを紹介先と共有できると,よりスムーズな判定や支援につながる.

発達特性のモニタリング

　神経発達症は,診断用語というよりは,幼少期から生涯にわたり理解と配慮が必要な状態のうち,知的能力障害(ID),てんかん,脳性麻痺などの従来からの用語で定義しにくい,一連の状態を示す包括的概念と捉えたほうがわかりやすい[4].また,実際には,1つの障害ではなく,複数の分野での「困り感」が同時に存在していることも多く[5],特性や困り感は成長とともに変化し続ける.

　そこで筆者は,家族や教育関係者がより理解しやすいよう,多様な神経発達症の特性とその成長に伴う変化をわかりやすく目に見える形で示すために,MSPA(Multi-dimensional Scale for PDD and ADHD)[4]を用いることが多い.

●● MSPA

　MSPAは,船曳康子氏が中心になって開発した発達障害の特性の程度,および要支援度の評価尺度である.

　MSPAでは,評価対象者の特性を「コミュニケーション」「集団適応力」「共感性」「こだわり」「感覚」「反復運動」「粗大運動」「微細協調運動」「不注意」「多動性」「衝動性」「睡眠リズム」「学

習」「言語発達歴」の軸から，多面的に評価する．各側面は，当事者や保護者からの生活歴の聴取をとおして評価し，結果を特性チャートにまとめることで，現時点での対象者の特性や支援が必要となるポイントが，視覚的に捉えられる．

この評価尺度は，2016年4月1日より保険収載され，今後の医療・療育への活用が期待されている．図4にMSPAの実施例を示す．

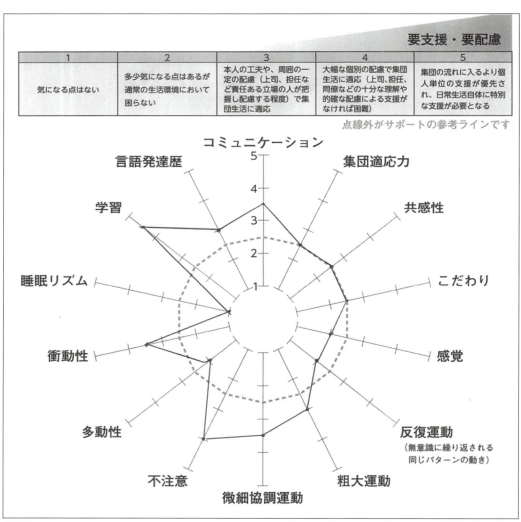

図4 MSPAの実施例（7歳女児，小学校2年生）
評価結果には，ADHDとSLD，DCD（発達性協調運動症）の傾向が垣間みえる．

福祉制度の利用

　神経発達症に関連する症状の種類や困り感の度合いを把握した後は，本人や家族の意向に応じて，手帳取得の支援を行う．

　手帳取得の支援の際は，事前にメリット・デメリットを説明し，本人および家族の自己決定を見守る立場をとり，意に反したペースで手帳取得を誘導しないようにする．一般的に成人になってからの障害者手帳取得は，障害者雇用を意図してのことが多いが，障害者雇用は，「周囲から差別されるのではないか」「障害者としてみられることが不安」などの不安を伴う場合もある[6]．

　神経発達症患者が取得できる手帳は，一般的には精神障害者保健福祉手帳であるが，例えば，知的能力障害（ID）がある場合は療育手帳，後天性脳損傷で失語症の症状がある場合は身体障害者手帳（言語障害）が取得できるなど，症状によって細かく異なる．

　知的能力障害（精神遅滞）は従来，知能指数（IQ）によって，境界・軽度・中等度・重度・最重度と分類されてきた（表2）[7]が，DSM-5では，重症度の判断にIQ値を用いなくなった[8]．

　また，神経発達症患者で小児の場合には特別児童扶養手当や障害児福祉手当の対象となり，成人で障害による日常生活能力の著しい制限や就労困難などがある場合には障害年金の対象になることがある．

　知的能力障害では，生年月日が初診日とみなされるが，神経発達症では，障害に関係する困難さを主訴として，医療機関を初めて受診した日が20歳以降である場合，その受診日が初診日となる．そのため，厚生年金の被保険者であった場合には，障害基礎年金に加えて，障害厚生年金の対象となる場合があることに留意したい[5]．

　年金の申請にあたっては，提出する診断書のなかで，障害の状態などを適切に説明する必要

表2　精神遅滞のIQ値による分類

分類	知能指数（IQ）	療育手帳*		「愛の手帳」*における等級
境界	70〜80（85）			
軽度	50〜69（75）	B2	C	4度
中等度	35〜49	B1	B	3度
重度	20〜34	A1	A	2度
最重度	20未満	A2	Ⓐ	1度

＊療育手帳は都道府県が発行するもので，自治体により度数の表現や名称が異なる．例えば，東京都では「愛の手帳」，埼玉県では「みどりの手帳」と呼称される．
（洲鎌盛一：乳幼児の発達障害診療マニュアル健診のみかた・発達の促しかた．医学書院，2013．を改変して引用）

がある．診断書は，医師が本人や家族の説明をもとに記入することが基本だが，診断書の記入および公的機関への書類提出の際には，本人の状態をよく知り，障害年金の必要性を適切に説明できる支援者によるサポートのあることが望ましい．

神経発達症を診断するうえでの留意点

　神経発達症の診断それ自体は，医師が行う．支援に際して，診断書や意見書を作成するうえでは，診断名が必要となる．神経発達症の診断を受ける時期にはいくつかの山がある．乳幼児健診や義務教育段階では診断に至らず，青年期になって高等教育や職業生活への適応でつまずき，心身に不調をきたして支援が必要になった結果，診断に至ることも多い．

　しかし，ADHD，ASD，SLD，DCDのいずれの場合であっても，実際に支援を行うにあたって必要になるのは，診断名ではなく，認知・行動特性の理解である．また本人にとっては，本人自身が気づいていなかったそれまでの持続的な認知上・行動上の特徴を指摘されることは，診断名を告知されるよりも，受容しやすいように思われる[6]．診断名を告知することは，それまで健康であった，あるいはそう思っていた子どもや大人が，予期せぬ何かの病気にかかってしまったような感覚をもたらす可能性があることに留意したい．

　その一方で，診断を受けることで，今までの困難さに名前がつけられるため，不安な気持ちが晴れ，かえって困難さに対して対処しやすくなることもある．これらのことを踏まえて，診断を受けるメリット・デメリットについて知っておく必要がある[8]．表3に，神経発達症の診断を受けるメリットとデメリットを示す．

表3　神経発達症の診断を受けるメリット・デメリット

メリット	デメリット
● さまざまな生活上の困難の理由に名前がつくことで，気持ちが晴れることがある． ● 周囲に自分の特徴を説明しやすくなり，援助を受けやすくなる． ● これらにより，自己肯定感が向上することがある． ● 診断の後，手帳を取得することで，障害者雇用の対象となり就職が容易となる． ● 所得税や住民税などの軽減が受けられる． ● 公共料金，公共交通機関・施設などの利用料の減免がある． ● 診断により，障害福祉サービスを受けるための障害支援区分認定が受けられる．	● 心理的ショックが大きい． ● 本人の自己効力感が著しく下がることがある． ● 本人の自覚が乏しいと受容することができず，被害者意識が高まる． ● 周囲に，診断名や障害者手帳の存在を伝える必要はあるものの，障害名だけが強調されて一人歩きしてしまうと，学校や職場でいじめの対象となる可能性がある．

〔小川　浩：ソーシャルワークの実践．宮尾益知・橋本圭司（編著）：発達障害のリハビリテーション；多職種アプローチの実際．医学書院，2017，p231-241．を改変して引用〕

第6章に関する文献

1) 軽度発達障害フォーラム．児童生徒理解のためのチェックリスト．
   http://www.mdd-forum.net/etc_check.html （2019/7/2閲覧）
2) 文部科学省初等中等教育局特別支援教育課：通常の学級に在籍する発達障害の可能性のある特別な教育的支援を必要とする児童生徒に関する調査結果について．2012．
   http://www.mext.go.jp/a_menu/shotou/tokubetu/material/__icsFiles/afieldfile/2012/12/10/1328729_01.pdf　（2019/7/2閲覧）
3) 橋本圭司，目澤秀俊，竹厚　誠，他：家族記入式乳幼児発達スケールの妥当性の検討．日本小児科学会雑誌2019（印刷中）．
4) 船曳康子：発達障害の概念．神尾陽子（編）：診断と治療のABC　発達障害．最新医学社，2018，p16-21．
5) 市川宏伸：国内外の現状と課題．宮尾益知・橋本圭司（編著）：発達障害のリハビリテーション；多職種アプローチの実際．医学書院，2017，p2-13．
6) 橋本大彦：成人期の支援．宮尾益知・橋本圭司（編著）：発達障害のリハビリテーション；多職種アプローチの実際．医学書院，2017，p68-79．
7) 洲鎌盛一：乳幼児の発達障害診療マニュアル健診の診かた・発達の促しかた．医学書院，2013．
8) 小川　浩：ソーシャルワークの実践．宮尾益知・橋本圭司（編著）：発達障害のリハビリテーション；多職種アプローチの実際．医学書院，2017，p231-241．

本書で使用されている主な略語

略語	英語（日本語）
ABMS-C	Ability for Basic Movement Scale for Children（小児基本動作スケール）
ABMS-CT	Ability for Basic Movement Scale for Children Type T（小児基本動作スケール Type T）
ADHD	attention-deficit / hyperactivity disorder（注意欠如・多動症／注意欠如・多動性障害）
ADHD-RS	ADHD-Rating Scale（ADHD 評価スケール）
ADI-R	Autism Diagnostic Interview-Revised（自閉症診断面接検査　改訂版）
ADOS-2	Autism Diagnostic Observation Schedule, Second Edition（自閉症診断観察検査　第2版）
APA	American Psychiatric Association（米国精神医学会）
ASD	autism spectrum disorder（自閉スペクトラム症／自閉症スペクトラム障害）
ASQ-3	Ages & Stages Questionnaires, Third Edition®（年齢と発達段階に関する質問票　第3版）
CA	chronological age（生活年齢）
CAARS	Conners' Adult ADHD Rating Scale（コナーズ成人ADHD評価スケール）
CATS	Clinical Assessment for Attention and Spontaneity（標準注意検査法・標準意欲評価法）
CD	conduct disorder（素行症）
CHC理論	Cattell-Horn-Carroll theory（キャッテル・ホーン・キャロル理論）
DA	developmental age（発達年齢）
DAT	dopamine transporter（ドーパミントランスポーター）
DCD	developmental coordination disorder（発達性協調運動症／発達性協調運動障害）
DCDQ-R	Developmental Coordination Disorder Questionnaire 2007（発達性協調運動症のための質問票）
DIQ	deviation IQ（偏差知能指数）
DN-CAS/CAS	Das-Naglieri Cognitive Assessment System（DN-CAS認知評価システム）
DQ	developmental quotient（発達指数）
DRD4	dopamine receptor D4（ドーパミン受容体D4）

略語	英語（日本語）
DSM〈-5〉	Diagnostic and Statistical Manual of Mental Disorders〈Fifth Edition〉（精神障害の診断と統計マニュアル〈第5版〉）
ESSENCE	early symptomatic syndromes eliciting neurodevelopmental clinical examinations（神経発達に関する臨床検査を必要とする初期症候群）
FSIQ	full scale IQ（全検査IQ）
HD	hyperkinetic disorder（多動性障害）
ICD〈-11〉	International Classification of Diseases〈11th Revision〉（国際疾病分類〈第11回改訂版〉）
ID	intellectual disability（知的能力障害）
IQ	intelligence quotient（知能指数）
IURG	intra uterine growth retardation（子宮内発育遅滞）
JPAN	Japanese Playful Assessment for Neuropsychological Abilities（感覚処理・行為機能検査）
K-ABC/KABC	Kaufman Assessment Battery for Children（カウフマン児童用アセスメントバッテリー）
KIDS	Kinder Infant Development Scale（乳幼児発達スケール）
LCスケール	Language Communication Developmental Scale（言語・コミュニケーション発達スケール）
LD	learning disorder（学習障害）
MA	mental age（精神年齢）
M-CHAT	Modified Checklist for Autism in Toddlers（乳幼児期自閉症チェックリスト修正版）
MR	mental retardation（精神遅滞）
MSPA	Multi-dimensional Scale for PDD and ADHD（発達障害の特性別評価法）
N5E	Neuromotor 5 minute-exam（神経運動5分検査）
NICU	neonatal intensive care unit（新生児集中治療室）
NIDCAP	Newborn Individualized Developmental Care and Assessment Program（新生児個別発達的療育・評価計画）
ODD	oppositional defiant disorder（反抗挑発症）
PARS-TR	Parent-interview ASD Rating Scale - Text Revision（親面接式自閉スペクトラム症評定尺度　テキスト改訂版）
PDD	pervasive developmental disorder（広汎性発達障害）

略語	英語（日本語）
PIQ	performance intelligence quotient（非言語性知能）
PRI	perceptual reasoning index（知覚推理指標）
PSI	processing speed index（処理速度指標）
PTSD	post traumatic stress disorder（心的外傷後ストレス障害）
PVL	periventricular leukomalacia（脳室周囲白質軟化症）
RtI	response to intervention（支援に対する反応）
SCQ	Social Communication Questionnaire（対人コミュニケーション質問紙）
SDD	specific developmental disorders of scholastic skills（学習能力の特異的発達障害）
SLD	specific learning disorder（限局性学習症／限局性学習障害）
VCI	verbal comprehension index（言語理解指標）
VIQ	verbal intelligence quotient（言語性知能）
WAIS	Wechsler Adult Intelligence Scale（ウェクスラー式知能検査成人用）
WCST	Wisconsin Card Sotring Test（ウィスコンシンカードソーティングテスト）
WHO	World Health Organization（世界保健機関）
WISC	Wechsler Intelligence Scale for Children（ウェクスラー式知能検査小中学生用）
WMI	working memory index（ワーキングメモリー指標）
WPPSI	Wechsler Preschool and Primary Scale of Intelligence（ウェクスラー式知能検査未就学児用）

索引

欧文

ABMS-C ····· 28, 29
ABMS-CT ····· 28, 30
achievement-aptitude discrepancy model ····· 97
ADHD ····· 2, 114
　――と発達傾向 ····· 78
　――のサイン ····· 76
　――の診断基準 ····· 76
　――の強み ····· 82
　――の判定方法 ····· 82
　――のリスク要因 ····· 12
ADHD-RS ····· 84
ADI-R ····· 71, 72
ADOS-2 ····· 71, 72
ASD ····· 2, 115
　――と発達傾向 ····· 65
　――のサイン ····· 60
　――の診断基準 ····· 60
　――の強み ····· 67
　――の判定方法 ····· 68
　――のリスク要因 ····· 12
ASQ-3 ····· 33

CA ····· 38, 40
CAARS ····· 85
CATS ····· 88
CHC理論 ····· 38, 47
Conners 3 ····· 85

DA ····· 38
DCD ····· 5, 105
　――のサイン ····· 105
　――の診断基準 ····· 105
　――の年齢別特徴 ····· 107
　――の判定方法 ····· 108
DCDQ-R ····· 109
DIQ ····· 40
DN-CAS認知評価システム ····· 89
DQ ····· 38
DSM-5 ····· 2, 5, 54, 60, 76, 94, 105
DSM-IV-TR ····· 3, 5
DSMの改訂 ····· 6

ESSENCE ····· 31
ESSENCE-Q ····· 31

FSIQ ····· 42, 45

ICD-10 ····· 5
ICD-11 ····· 3, 5
ID ····· 2, 54, 119
　――のサイン ····· 54
　――の診断基準 ····· 54
　――の判定 ····· 57
IQ ····· 40
IURG ····· 10

JPAN ····· 109

KABC-II ····· 46, 116
KIDS ····· 32

LCスケール ····· 74
LD ····· 94(→SLD)

MA ····· 40
M-CHAT ····· 69, 72
MSPA ····· 117

125

N5E ･････････････････････････ 29
NICU ･････････････････････････ 10
NIDCAP ･････････････････････ 15

PARS-TR ･････････････････ 70, 72
PASS理論 ･････････････････････ 89

RtI ･･･････････････････････････ 98

SCQ ････････････････････････ 70, 72
SLD ･････････････････････ 3, 94, 113
　──のサイン ･････････････････ 94
　──の診断基準 ･･･････････････ 94
　──の日本における判定方法 ･･ 102
　──の米国における判定基準の推移 ･･ 97
　──の米国における判定方法 ･･･ 98
　──のリスク要因 ････････････ 14

Vineland-II 適応行動尺度 ･･････････ 58

WIAT-III ･･････････････････････ 99
WISC-IV ･･･････････････････ 42, 116

和文

あ行
ウィスコンシンカードソーティングテスト ･･ 91
ウェクスラー式知能検査 ･･････････ 41

か行
外反扁平足 ･･････････････････････ 26
カウフマンモデル ････････････････ 47
書き尺度 ････････････････････････ 50
学習尺度 ････････････････････････ 48
学習障害（LD）→SLD
感覚処理・行為機能検査（JPAN） ･･ 109
キャッテル・ホーン・キャロル（CHC）理論 ･･････････････････････････ 38, 47

協調運動 ･･････････････････ 23, 30, 105
計画尺度 ････････････････････････ 49
継次処理（尺度） ････････････････ 48, 89
系統的観察 ･･････････････････････ 87
K式発達検査 ････････････････････ 38
限局性学習症 →SLD
限局性学習障害 →SLD
言語理解指標 ･･････････････････ 42, 43

語彙尺度 ････････････････････････ 49
合理的配慮 ･･････････････････････ 56
極低出生体重児 ･･････････････ 11, 14
困難さチェックリスト ････････････ 112

さ行
算数尺度 ････････････････････････ 49
支援に対する反応（RtI） ･････････ 98
子宮内発育遅滞（IURG） ･････････ 10
児童生徒理解のためのチェックリスト ･･････････････････ 112, 113, 114, 115
指標得点 ････････････････････････ 45
自閉症スペクトラム障害→ASD
自閉スペクトラム症→ASD
シャッフリング・ベイビー ････････ 22
周産期のリスク要因 ･･････････････ 11
習得尺度 ････････････････････････ 49
小児基本動作スケール（ABMS-C） ･･ 28, 29
小児基本動作スケールType T（ABMS-CT） ･･････････････････････････ 28, 30
処理速度指標 ･･････････････････ 42, 44
神経運動5分検査（N5E） ･････････ 29
神経運動発達 ････････････････････ 29
神経発達症 ･･･････････････････････ 2
　──の概念 ･･････････････････････ 4
　──の診断を受けるメリット・デメリット ･･････････････････････････ 120
　──の米国の学校における分類 ････ 8

126

神経発達に関する臨床検査を必要とする初期症候群（ESSENCE） ･････････････････････ 31
新生児個別発達的療育・評価計画（NIDCAP） ･････････････････････････････････････ 15
新生児集中治療室（NICU） ･･････････････ 10
身体障害者手帳 ･･･････････････････････ 119
新版K式発達検査2001 ･･･････････ 38, 116
信頼区間 ････････････････････････････ 46

遂行機能 ････････････････････････ 13, 88

生活年齢（CA） ･･･････････････････ 38, 40
正期産児 ･･･････････････････････････ 11
精神障害者保健福祉手帳 ･･････････････ 119
精神遅滞 ･･････････････････････････ 119
　　――のIQ値による分類 ･･･････････ 119
精神年齢（MA） ･･･････････････････････ 40
全検査IQ（FSIQ） ･･･････････････････ 42

早産 ･･･････････････････････････････ 11
早産児 ･････････････････････････････ 11
素質－到達度差異モデル ･･･････････････ 97
粗大運動 ･･･････････････････ 20, 28, 29

た行
胎児期のリスク要因 ･･････････････････ 10
田中ビネー知能検査Ⅴ ･･･････････ 40, 116

知覚推理指標 ･････････････････････ 42, 43
知的能力障害（ID）→ID
知能検査 ･･･････････････････････････ 36
知能指数（IQ） ･････････････････････ 40
知能の定義 ････････････････････････ 37
注意 ･･･････････････････････････････ 89
注意欠陥・多動性障害→ADHD
注意欠如・多動症→ADHD
注意欠如・多動性障害→ADHD
注意力 ････････････････････････････ 88
超早産児 ･･･････････････････････････ 11

超低出生体重児 ････････････････････ 11
つま先歩き ････････････････････････ 27

低出生体重 ････････････････････････ 11
　　――児 ･･････････････････････････ 11

同時処理（尺度） ･･･････････････ 48, 89
トリプルパスウェイモデル ････････････ 13

な行
乳幼児期の運動発達 ･････････････････ 20
乳幼児健診 ････････････････････････ 14
乳幼児発達スケール（KIDS） ･･･････････ 32
認知尺度 ･･････････････････････････ 48
認知プロフィール ･･･････････････････ 58

年齢と発達段階に関する質問票（ASQ-3） ･･･ 33

脳性麻痺 ･･････････････････････････ 11
　　――の危険因子 ････････････････ 11
　　――リハビリテーションガイドライン ･･･ 15, 16

は行
ハイガード歩行 ････････････････････ 26
ハイリスク児 ･････････････････ 10, 14
パーセンタイル順位 ･･････････････････ 46
発達検査 ･･････････････････････････ 36
　　――・知能検査中の行動観察 ･･････ 52
発達指数（DQ） ････････････････････ 38
発達障害 ･･････････････････････ 2, 5
　　――の概念 ･･････････････････････ 6
　　――の概念の変遷 ････････････････ 7
発達障害児 ･･････････････････････ 5, 37
発達障害者 ･････････････････････････ 5
発達障害者支援法 ･･････････････････ 5
発達性協調運動症→DCD
発達性協調運動障害→DCD
発達年齢（DA） ･････････････････････ 38

発達の定義 ………………………… 37

非系統的観察 ……………………… 87
微細運動 ……………………… 23, 28, 30
ビネー式知能検査 ………………… 40
標準注意検査法・標準意欲評価法（CATS）… 88

福祉制度 …………………………… 119
プランニング ……………………… 89

偏差知能指数（DIQ）……………… 40

歩行開始時期の遅れ ……………… 25
ポジショニング …………………… 16
歩容 ………………………………… 25

ま行
ミドルガード歩行 ………………… 26
ミニマル・ハンドリング ………… 15

問診 ………………………………… 112

や行
読み尺度 …………………………… 50

ら行
リハビリテーションピラミッド … 110
療育手帳 …………………………… 119
ローガード歩行 …………………… 26
ローリスク児 ……………………… 14

わ行
ワーキングメモリー指標 ……… 42, 44

執筆者紹介

橋本圭司（はしもと　けいじ）
はしもとクリニック経堂　院長
1973年生まれ．東京慈恵会医科大学卒業．リハビリテーション科専門医・医学博士．東京都リハビリテーション病院，神奈川リハビリテーション病院などで数多くの高次脳機能障害の治療を経験．東京医科歯科大学難治疾患研究所准教授，国立成育医療研究センターリハビリテーション科医長・発達評価センター長，東京慈恵会医科大学リハビリテーション医学講座准教授を経て，2016年より現職．

青木瑛佳（あおき　さやか）
1981年生まれ．東京大学で社会心理学の学士号・修士号を取得．その後，米コロンビア大学にて発達心理学M.A., 学校心理学Ph.D.(博士号)を取得．8年間の在米中に，未就学児から成人を対象とした，発達アセスメントと支援の専門的知識と臨床技術を，研究と実践をとおして幅広く学ぶ．帰国後は，公的機関や研究所での勤務を経た後，開業し臨床を続ける．米国公認学校心理士．法政大学非常勤講師．

神経発達症／発達障害のサインと判定法

発　行	2019年11月7日　第1版第1刷Ⓒ
著　者	橋本圭司，青木瑛佳
発行者	青山　智
発行所	株式会社　三輪書店
	〒113-0033　東京都文京区本郷6-17-9　本郷綱ビル
	TEL03-3816-7796　FAX03-3816-7756
	http://www.miwapubl.com/
表紙デザイン	ボンソワール書房
組　版	ボンソワール書房
印刷所	シナノ印刷株式会社

本書の内容の無断複写・複製・転載は，著作権・出版権の侵害となることがありますのでご注意ください．

ISBN978-4-89590-677-7 C3047

JCOPY ＜出版者著作権管理機構　委託出版物＞

本書の無断複写は著作権法上での例外を除き禁じられています．複写される場合は，そのつど事前に，出版者著作権管理機構（電話 03-5244-5088, FAX 03-5244-5089, e-mail: info@jcopy.or.jp）の許諾を得てください．